Der Apfel als Quelle Ihrer Gesundheit!

3,-

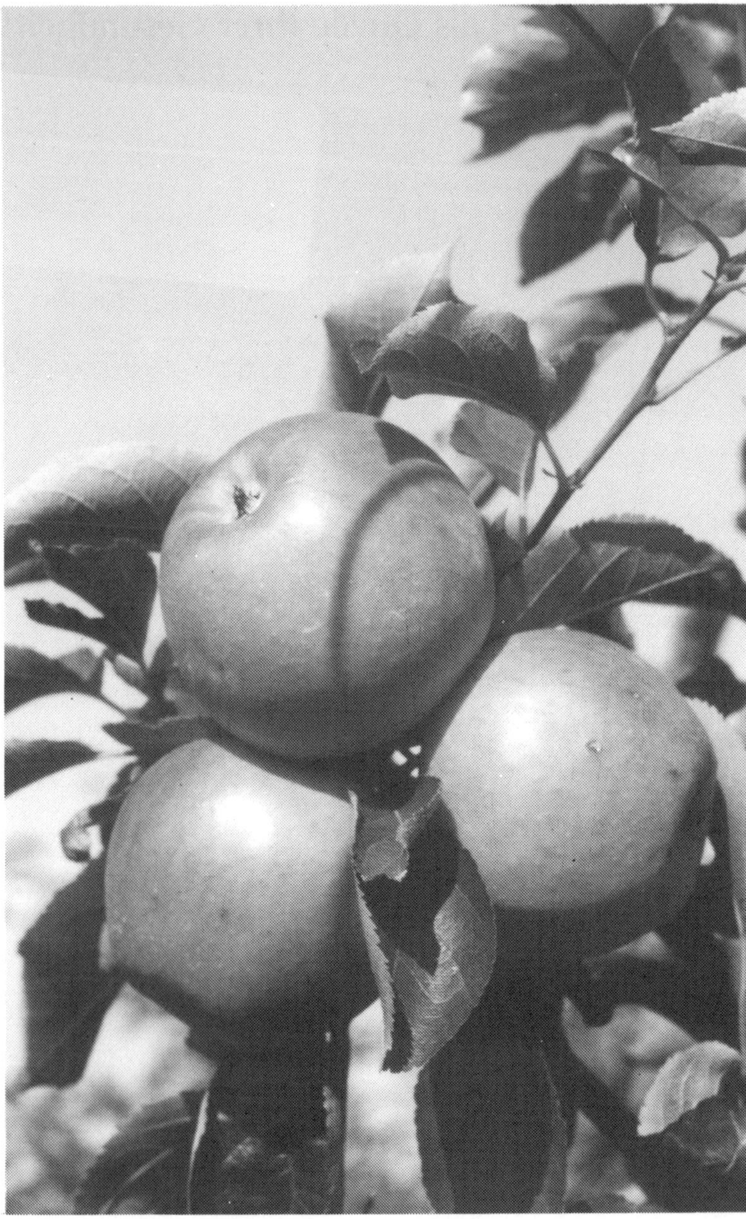

G. A. Ulmer

Der Apfel als Quelle Ihrer Gesundheit!

Der Apfel reduziert Ihr Gewicht, reguliert den Stoffwechsel, senkt den Cholesterinspiegel, saniert den Darm, bindet Schadstoffe und beugt dem Herzinfarkt vor.

Günter Albert Ulmer Verlag, Tuningen

Postfach 40, 78609 Tuningen

Titelgestaltung, Layout,
Grafiken, Fotos, Text:
G. A. Ulmer, Tuningen

Mein besonderer Dank gilt Herrn Reinhold Bantle, dem bekannten Umwelt-, Wald- und Vogelschützer aus Oberndorf-Hochmössingen, für die Anregungen und seinen Beitrag zu diesem Buch.

ISBN 3-924191-60-3

Inhaltsverzeichnis

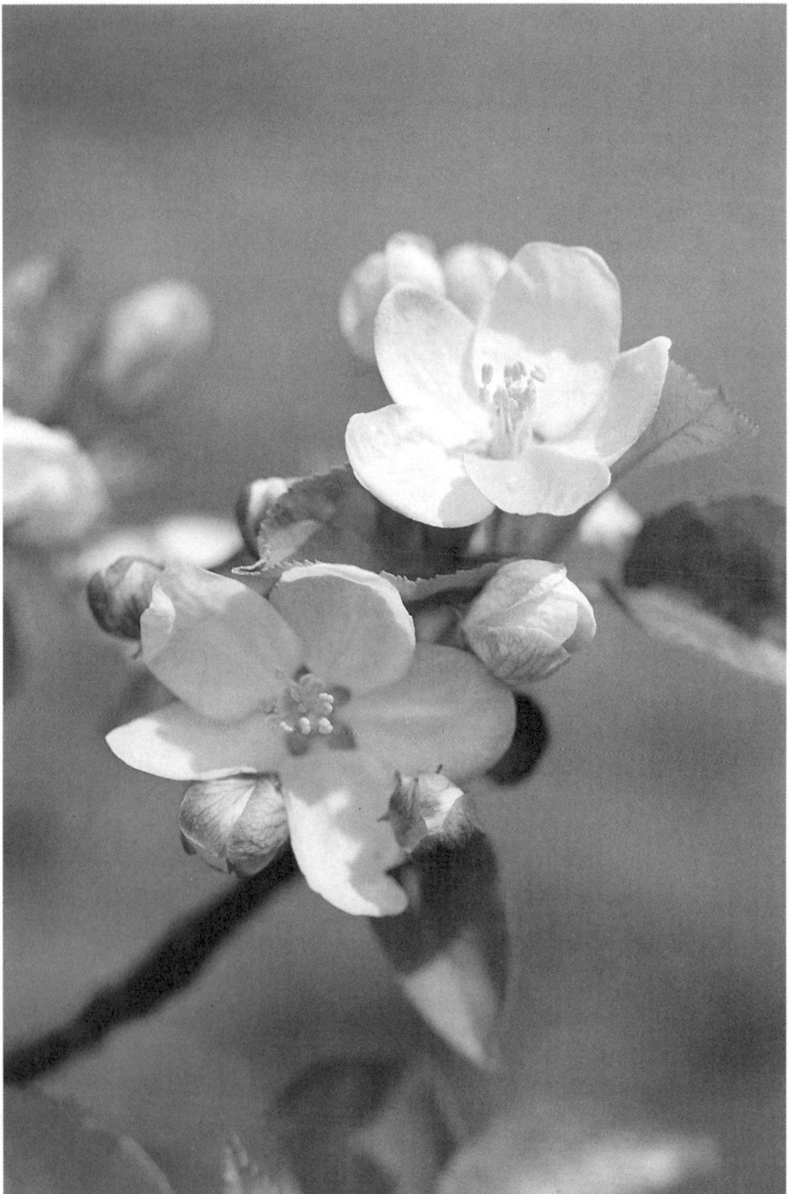

»Wenn ich wüßte, daß morgen die Welt unterginge, würde ich heute noch ein Apfelbäumchen pflanzen.«

Martin Luther

Einleitung

Der Apfel ist eine ganz besondere Frucht. Er ist eines der vitalstoffreichsten Gewächse. Von Medizinern wird er als »gesündeste Frucht der Welt, die man nicht oft genug essen kann«, bezeichnet.

Der Apfel gehört zu der artenreichen Familie der Rosengewächse, die uns neben den schönsten Blumen auch das meiste Obst liefern.

Unter den Früchten nimmt der Apfel eine neutrale Stellung ein; auch bei reichlichem Verzehr schadet er nicht und er hat alle natürlichen und wichtigen Stoffe für unsere Gesundheit. Die Beliebtheit des Apfels resultiert auch aus der großen geschmacklichen Vielfalt der Apfelsorten und seiner mannigfaltigen Verarbeitungsmöglichkeiten.

Der Apfel zählt zu den ältesten Baumfrüchten der Erde. Es gibt Hinweise, daß schon vor 8500 Jahren wilde Apfelbäume in Anatolien gestanden haben. Vor 5000 Jahren sollen die Syrer Äpfel von Kleinasien nach Ägypten gebracht haben. Von einigen ägyptischen Pharaonen ist bekannt, daß sie große Obstgärten besaßen und täglich einen Korb Äpfel für den Priestertempel spendeten.

Apfelreste in Pfahlbauten zeugen von einer frühen Apfelkultur in Mitteleuropa. Die Methoden der Kultivierung des Apfelbaumes, ebenso wie einzelne Apfelsorten, führten die Römer in das Gebiet nördlich der Alpen ein. Plinius, der römische Schriftsteller, beschrieb bereits 36 Apfelsorten.

Karl der Große ordnete im Jahr 800 die Pflanzung von Apfelbäumen an. Über die mittelalterlichen Klöster gelangte die Apfelkultur in die Bauerngärten. Um das Jahr 1899 zählte man bereits 200 Apfelsorten, heute gibt es über 20 000 Sorten, davon gedeihen in Deutschland etwa 1200.

Der Apfel besteht zu 80–85 Prozent aus Wasser, aber in diesem Wasser sind mehr als 20 wichtige Mineralsubstanzen, besonders Kalium, Kalzium, Eisen und Phosphor, Spurenelemente, Vitamine und Säuren perfekt gelöst. Die weiteren 15–20 Prozent haben eine große Bedeutung für den Nährwert und für das Aroma der Frucht. Es sind für den Körper leicht verwertbare Zukkerarten, Pektine, organische Säuren, leicht verdauliche Kohlenhydrate und Gerbstoffe.

Jeder Apfel ist nicht nur ein wichtiger Bestandteil einer vollwertigen Ernährung, sondern zugleich eine kleine Apotheke. Deshalb gilt auch heute noch das Sprichwort: »Äpfel im Haus, halten den Doktor drauß«! Äpfel, die bis zur Reife am Baum bleiben, haben alle wichtigen Stoffe, um uns eine Menge an Gesundheit zu bieten. Darüber soll in den folgenden Kapiteln im einzelnen ausführlich berichtet werden.

Der Wert des Apfels

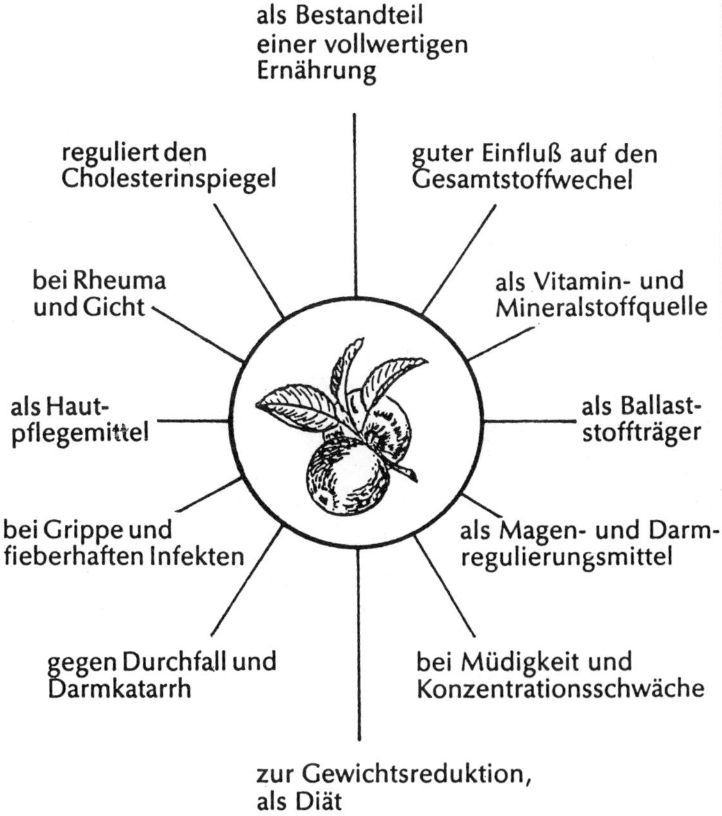

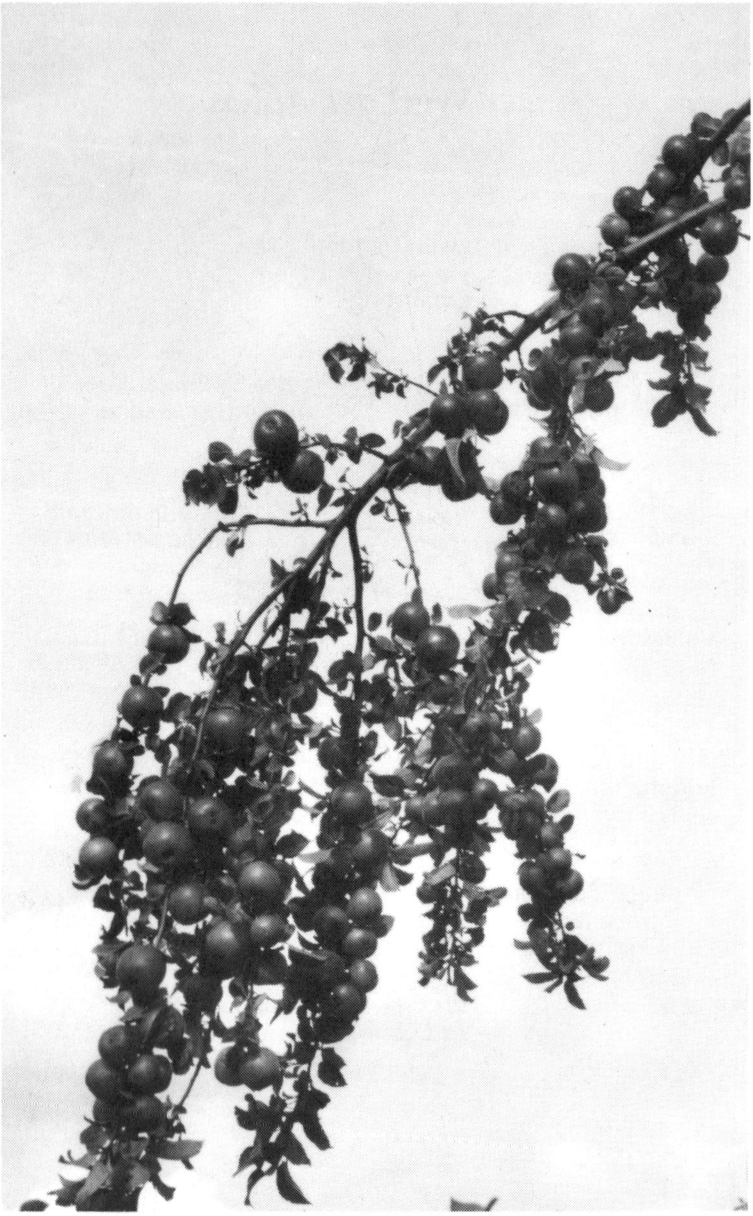

Der Apfel als Bestandteil einer vollwertigen Ernährung

Wurde früher von Ernährung gesprochen, galt allgemein die weitverbreitete Meinung, daß speziell der Kalorienwert einer Nahrung ausschlaggebend sei. Man war der Auffassung, daß der Mensch wie eine Dampfmaschine funktioniere; je mehr Kohle gefeuert würde, desto mehr Dampf beziehungsweise Energie könne erzeugt werden. Der Mensch ist jedoch keine einfache Dampfmaschine, sondern ein kompliziertes Ganzes.

Eine Maschine kann sich nicht selbst erneuern, wie dies beim Menschen der Fall ist. Eine Maschine kann sich auch keine Kolben wachsen lassen, wie beim Menschen die Muskeln wachsen können; vor allem aber kann eine Maschine nicht denken.

Es geht also bei unserer Ernährung nicht nur um eine einfache Zufuhr der Energie, sondern vielmehr auch um die Steuerung der Energie. Es genügt auch nicht, den Körper nur zum Funktionieren zu bringen; der Körper braucht eine präzise Ordnung in seinen Funktionen. Ohne Zufuhr von Informationen geht die hochkomplexe Ordnung in den 60–100 Billionen Zellen des Körpers, bei der jede einzelne Zelle ein Eigenleben hat, verloren.

Informationsträger aber sind die Vitamine, die Enzyme, die Mineralstoffe und Spurenelemente, die wir als Vitalstoffe bezeichnen. Diese Vitalstoffe sind für den regulären Ablauf ungezählter organischer Funktionen unverzichtbar.

Die Informationen der Vitalstoffe werden zum Teil nicht erst im Darm, sondern bereits schon im Mund gegeben.

Es sind die in kleinsten Mengen enthaltenen ätherischen Substanzen, vor allem Geschmack- und Geruchstoffe, die unmittelbar über die Nase und die Mundschleimhaut in die Blutbahn gelangen, die als Information zur Verfügung stehen und das Körper- und Verdauungsgeschehen steuern.

Vitalstoffe sind keine Bau- und Nährstoffe, sondern Wirkstoffe, Schutz- und Reglerstoffe. Ohne eine entsprechende Versorgung mit diesen Bioelementen werden die Funktionsfähigkeit der Zellen und der Stoffwechsel gestört. Die körperlichen Ordnungsgesetze merken wir meist erst dann, wenn wir sie übertreten haben und die Krankheit sich zeigt. So sehr wir Kaloriennahrung benötigen, ohne Steuerungshilfen kann sie jedoch zum Fluch für uns werden.

Nach dem bekannten Ernährungsforscher, Eduard A. Brecht, ist für eine geordnete, gesunde Vollwerternährung – neben Getreidekost und Ölkost – vor allem die Frischkost sehr wichtig. Frischkost mit einem hohen Wassergehalt ist leicht verdaulich und enthält einen wichtigen Gehalt an Informationen durch die Vitalstoffe. Sie bietet dadurch eine optimale Voraussetzung zur Gesunderhaltung. Da Pflanzen am meisten Sonnenlicht speichern, spricht man auch von Sonnenkost. Wer abnehmen will oder auf die schlanke Linie bedacht ist, für den ist die Sonnenkost das Richtige.

Eines aber muß hier auch gesagt werden. Eine Pflanze kann nur die volle Anregung liefern, wenn sie reif, roh und möglichst schadstoffrei ist und alle zu ihr gehörenden Inhaltsstoffe in der richtigen harmonischen Komposition enthält.

Ein besonders wertvoller Vertreter der Sonnenkost ist der Apfel. Ein mittelgroßer Apfel enthält nur 50 Kalorien, das entspricht etwa 20 Prozent des Energiebedarfs eines Erwachsenen. Er enthält fast kein Fett, wenig Eiweiß und rund 12 Prozent Kohlenhydrate, die schnell für gesunde Energie und viel Schwung sorgen. Der Apfel enthält Provitamin-A, Vitamin-B1, Vitamin-B2, Vitamin-B6, reichlich Vitamin-C und Vitamin-E. Außerdem enthält er, je nach Sorte, unterschiedliche Mengen Lävulose, Dextrose und Rohrzucker, ferner Apfel-, Zitronen- und Bernsteinsäure, Milch- und Oxalsäure, Gerb- und Salizylsäure und mehr als 20 Mineralstoffe und Spurenelemente, die wir gesondert betrachten wollen.

Besonders interessant ist der Apfel als Faserstoff- beziehungsweise Ballaststoffträger. Der wichtigste Ballaststoffanteil ist das Pektin. Pektin ist ein natürlicher Quellstoff und kann bis zum Hundertfachen seines Eigengewichtes an Wasser und Zersetzungsprodukten im Körper binden. So kann es entgiftend wirken und den Cholesterinspiegel senken, denn es entfaltet im Magen-Darm-Trakt seine Gelierkraft und bindet Fettstoffe, Cholesterin und überschüssige Gallensäure an sich.

Dies alles macht den Apfel zu einem wichtigen Bestandteil einer vollwertigen Ernährung. Er ist auch durch seinen Gehalt an Fruchtzucker und Vitaminen ein Energiespender bei Müdigkeit und Konzentrationsschwäche, beim Autofahren und besonders für Schulkinder. Er stillt den kleinen Hunger, löscht den Durst und belastet den Stoffwechsel in keiner Weise.

Fruchtsäuren werden im menschlichen Organismus leicht aufgenommen. Sie stellen dem Körper rasch Energie zur Verfügung und tragen so zur schnellen Erholung und zu hohen Leistungsanforderungen bei. Der Apfel wirkt sehr vorteilhaft auf nüchternen Magen. Er sollte jedoch niemals eiskalt genossen werden, weil dadurch Magen- und Leberbeschwerden auftreten können. Ein

Apfel, vor dem Schlafengehen gegessen, bewirkt einen ruhigen, guten Schlaf; ein Apfel, der vor dem Mittagessen gegessen wird, fördert den Stuhlgang. Das Apfelessen ist auch zur Erhaltung der Zähne empfehlenswert. Die Fruchtsäure zerstört die Fäulniserreger des Mundes und verhindert die Bildung von Zahnstein.

Es sollten möglichst nur einheimische Äpfel verwendet werden, da sie vitalstoffreicher sind. Äpfel aus Ländern mit südlichem Klima haben in der Regel einen niedrigeren Vitalstoffgehalt, da das raschere Wachstum eine stärkere Anreicherung mit Nährstoffsubstanzen verhindert. Nachteilig können sich außerdem vorzeitiges Ernten, schlechte Lagerung und ungünstige Transportbedingungen auswirken. Jährlich werden in Deutschland etwa 200 Millionen Tonnen Äpfel produziert.

Der Apfel als Vitalstofflieferant

Mineralstoffe und Spurenelemente sind in unserem Körper als Baustoffe in Geweben und Substanzen und für viele lebensnotwendige Stoffwechselvorgänge und Zellaktivitäten unbedingt notwendig. Unser Lebensmechanismus kommt ohne eine entsprechende Versorgung mit Bioelementen zum Erliegen. Unser Körper besteht generell zu etwa 4–5 Prozent aus Mineralmaterie.

In den lebenden Zellen des Körpers bauen die Mineralstoffe und Spurenelemente Knochen und Zähne auf und halten sie funktionsfähig; sie sind auch verantwortlich für die Druckverhältnisse des Blutes und anderer Körpersäfte; schaffen bestimmte Löslichkeitsbestimmungen; wirken zusammen mit Vitaminen, Hormonen und Enzymsystemen bei vielen Stoffwechselvorgängen mit und haben entscheidende Reglerwirkungen auf den Säure-Basen-Haushalt des Körpers.

Die Vitamine, Mineralstoffe und Spurenelemente sind Eckpfeiler für unsere Gesundheit und für unser Wohlbefinden. Trotz ihrer Winzigkeiten sind sie für den regulären Ablauf ungezählter organischer Funktionen unverzichtbar. Der notwendigen Zufuhr dieser Mineralien muß unsere Aufmerksamkeit gelten, denn sie sind Basisbestandteile einer ganzheitlich orientierten Ernährung.

Ein Teil der Mineralstoffe wird täglich mit dem Urin, dem Stuhl und dem Schweiß ausgeschieden und muß ersetzt werden.

Der Apfel liefert uns in hohem Maße Kalium, Magnesium, Eisen und Phosphor. Weiterhin Vitamin-E, Vitamin-B1 (Thiamin), Vitamin-B2 (Riboflavin) und Vitamin-

Der Apfel als Vitalstofflieferant

100 Gramm Apfel enthalten:

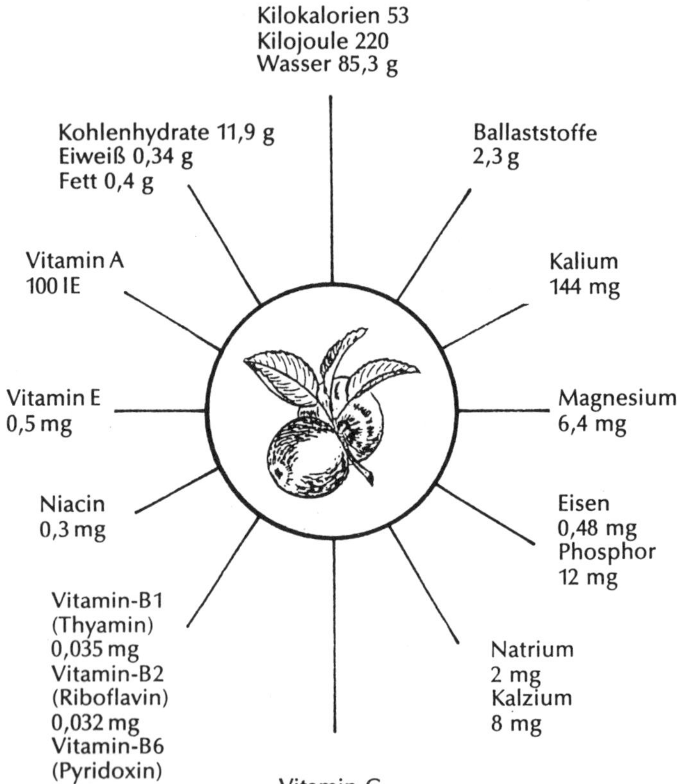

1 g = 1 Gramm, 1 mg = 1 Milligramm = 1/1000 g
1 IE = Internationale Einheit
bei Vitamin A: 0,3 Mikrogramm

Quelle: Souci, Fachmann, Kraut: Zusammenstellung der Lebensmittel; Nährwerttabellen

B6 (Pyridoxin), Niacin, Vitamin-C und wertvolle Ballast- bzw. Faserstoffe.

Kalium kommt im Apfel, wie bereits gesagt, in verhältnismäßig großen Mengen vor. 100 Gramm Apfelsubstanz enthalten etwa 100 bis 150 Milligramm. Kalium erfüllt wichtige Aufgaben. Es entzieht nicht nur allen körperfremden Bakterien den Nährboden, sondern hält – zusammen mit anderen Spurenelementen – die wichtige Körperflüssigkeit im Gleichgewicht und normalisiert den Wasserhaushalt.

Es gibt eine ganz spezielle Wechselwirkung zwischen Natrium und Kalium. Das Wasserbindevermögen des Natriums (Salz) bewirkt eine vermehrte Wasseransammlung (ca. 8 g Natrium binden 1 Liter Wasser). Da das überschüssige Wasser im Plasma und in der Lymphe mitbewegt werden muß, wird das Herz mehr belastet; dies führt zu erhöhtem Blutdruck. Deshalb ist eine erhebliche Einschränkung der Kochsalzzufuhr zu empfehlen.

Im Gegensatz zum Natrium behält Kalium das Wasser in den Zellen; dies wirkt sich günstig auf die Herztätigkeit aus. Man spricht deshalb auch von der sogenannten »Natrium-Kalium-Pumpe«. Wasser wird mit Natrium aus der Zelle herausgepumpt und mit Kalium hineingepumpt. Gleichzeitig ist damit für ein ausgeglichenes Druckverhältnis zwischen dem Zellinneren und der Zellumgebung gesorgt.

Kalium ist auch für die Flüssigkeitsausscheidung über die Nieren verantwortlich. Das gesunde Kalium-Natrium-Verhältnis im menschlichen Körper liegt zwischen 5:1 und 7:1.

Die Erregbarkeit unseres Herzmuskels ist in hohem Maße vom Kalium abhängig.

Eisen als Bestandteil des Hämoglobins

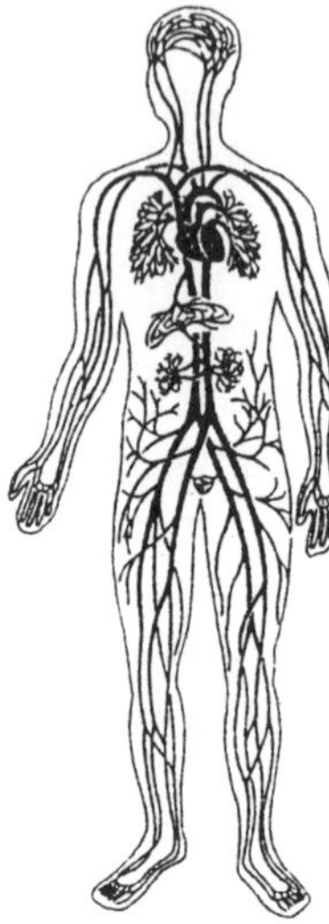

Ein Molekül Blutfarbstoff Hämoglobin enthält vier Atome zweiwertiges Eisen und bindet ein Molekül Sauerstoff.

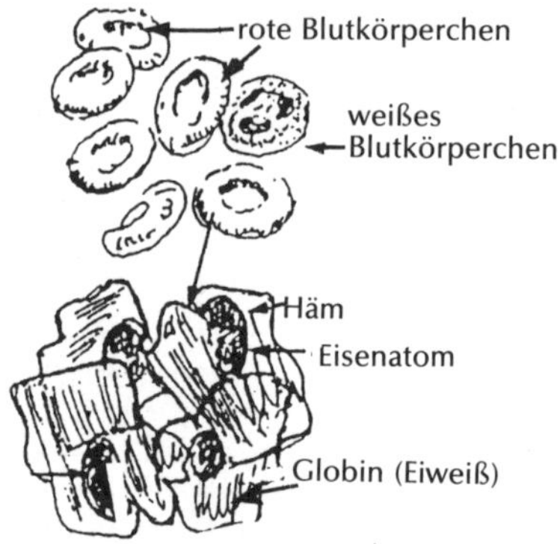

25 Billionen rote Blutkörperchen des Körpers könnten aneinandergereiht eine Schnur bilden, die fünfmal um die Erde ginge.

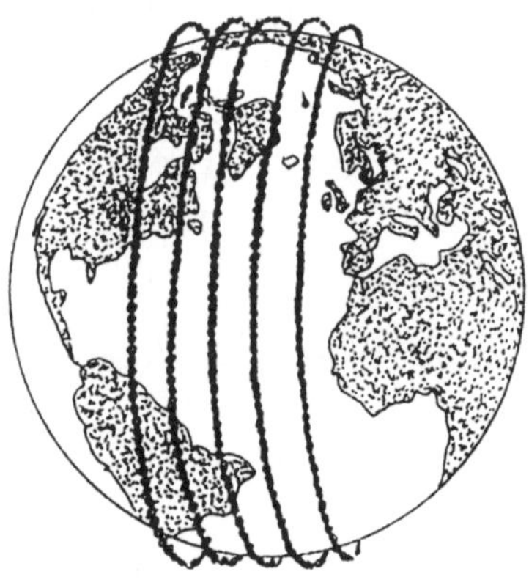

Magnesium, Kalzium und Phosphor bilden Bausteine von Knochen und Zähnen, die etwa 50 Prozent des Körperbestandes ausmachen. Ohne Magnesium funktioniert nichts im Enzymstoffwechsel. Magnesium aktiviert die Enzyme im Stoffwechsel des Körpers, die zur Verarbeitung von Fetten, Eiweißen und Kohlenhydraten notwendig sind und wirkt sich besonders anregend auf die Gallenabsonderung aus. Es fördert auch die Widerstandskräfte des Körpers. Der Körper kann Magnesium nicht selbst erzeugen; es muß mit der Nahrung aufgenommen werden. Magnesiummangel wird mit für den Herzinfarkt verantwortlich gemacht.

Eisen hat eine zentrale Bedeutung für die Zellatmung. Eisen ist Bestandteil des Hämoglobins, das für den Transport des Sauerstoffs im Blut verantwortlich ist. 25 Billionen rote Blutkörperchen, die aneinandergereiht eine Schnur von 200 000 Kilometern ausmachen, die fünfmal um die Erde reichen würde, transportieren mit Hilfe des Eisens den Sauerstoff für unser Leben ständig in alle Zellen unseres Körpers. Auf ihrem Rückweg transportieren sie das Kohlendioxid ab, das als Stoffwechselschlacke bei der inneren Verbrennung anfällt.

Der Mensch könnte keine Minute überleben, wenn man ihm nur wenig mehr als die Hälfte seines Körpereisens entzöge.

Sauerstoffmangel in der Zelle kann tiefgreifende Veränderungen verursachen; entweder stirbt die Zelle ab oder sie kann sich in eine Krebszelle verwandeln, indem sie durch Zerstörung der Atmungskette dann auf den relikten Stoffwechsel der Gärung umschaltet.

100 ccm Blut enthalten etwa 50 mg Eisen. Der Eisengehalt des Apfels ist nicht besonders hoch (100 g Apfel enthalten 0,26–0,85 mg Eisen), doch fördert die gleichzeitige

Anwesenheit von Vitamin-C die Aufnahme von Eisen im Körper um ein Mehrfaches. Weil Sauerstoff für alle Verbrennungsvorgänge in den Zellen unbedingt notwendig ist, ist eine ausreichende Eisenzufuhr mit der Nahrung ganz wichtig.

Phosphor wird zusammen mit Kalzium für das einwandfreie Arbeiten des Nervensystems gebraucht. Phosphor ist auch unentbehrlich für die Freisetzung von Energie aus Glukose, die u. a. für die Muskelbewegung wichtig ist. Er nimmt ebenfalls auf den Stoffwechsel einiger Kohlenhydrate Einfluß und ist auch an der Aufrechterhaltung des Säure-Basen-Gleichgewichts beteiligt. In jeder Zelle befinden sich in den Chromosomen die Gene, die chemisch die Form von Leitern haben, deren Holme aus Zucker- und Phosphatmolekülen aufgebaut sind. So ist Phosphor ein wichtiger Baustein der Nukleinsäure in jedem Zellkern.

Das Spurenelement **Jod,** das sich auch im Apfel befindet, hauptsächlich in der Schale und im Gehäuse, dient im Körper sozusagen als Blasebalg für die innere Verbrennung. Der Mensch braucht etwa 0,1 mg–0,2 mg Jod am Tag. Fehlt Jod in der täglichen Kost, dann läuft der Stoffwechsel auf Sparflamme, weil nur ungenügende Mengen der Schilddrüsenhormone gebildet werden können. Die Schilddrüse versucht, diesen Mangel auszugleichen, indem sie ihr Gewebe vergrößert (Kropfbildung), um dadurch eine erhöhte Schilddrüsenhormonproduktion zu erreichen. Bei einer Schilddrüsenüberfunktion kommt es zu einer Steigerung der Pulsfrequenz und zu nervöser Überregbarkeit. Nicht nur das körperliche, auch das seelische Gleichgewicht kann aus der Balance geraten.

Es ist offensichtlich, daß man die einzelnen Mineralstoffe und Spurenelemente nicht isoliert betrachten darf, man muß vielmehr ihre gegenseitige Abhängigkeit und Beeinflussung und deren Zusammenspiel in Betracht ziehen. Da beim Apfel über 20 verschiedene Mineralsubstanzen zusammenspielen, verstehen wir seine Bedeutung als Gesundheitsfrucht. Doch wenden wir uns jetzt den Vitaminen zu.

Vitamin-E übt mit Vitamin-C und dem Beta-Carotin (Provitamin-A), die sich auch im Apfel befinden, einen klar definierten Zellschutz aus. Diese Vitamine sind fähig, gefährliche, sauerstoffhaltige, molekulare Bruchstücke, sogenannte Freie Radikale, mit einem oder mehreren ungepaarten Elektronen abzufangen. Diese können sich durch Sonnen- und Ozonwirkung, durch Schadstoffemissionen, durch Smog, Rauchen, Medikamente sowie durch chronische Infektionen und psychische Belastungen bilden. Freie Radikale sind bestrebt, entweder ein Elektron abzugeben oder eines hinzuzubekommen. Sie gehen also mit jedem gerade in der Nähe befindlichen Molekül eine Verbindung ein. Auf diese Weise können sie Körperzellen angreifen, sie schädigen und ganze Kettenreaktionen von Zellzerfall bewirken. Sie sind in der Lage, bestimmte Gene zu aktivieren, wodurch im Organismus die Kontrolle über die Zellteilung verloren geht. Dadurch können sich Tumore bilden. Sie sind offenbar auch am Entstehen von Arthritis und der Adernverkalkung beteiligt.

So haben die oben erwähnten Vitamine eine wichtige Bedeutung in der Immunabwehr, da sie in der Lage sind, reaktiven Sauerstoff zu inaktivieren und unschädlich zu machen. Das wasserlösliche Vitamin-C wirkt eher im wäßrigen Zellinnern und das Beta-Carotin und Vitamin-E wirken im fetthaltigen Zellmembranbereich. Deshalb empfehlen inzwischen Behörden – wie das US National Cancer (Krebs) Institute und das US Department of Agri-

Freie Radikale

Wo und wie entstehen Freie Radikale?

in der Atmungskette,

durch oxydative Enzyme, z. B. Xanthinoxidase,

durch phagozytierende Zellen (Immunabwehr)

durch Nahrungsmittel,

durch Luftverunreinigungen,

durch Zigarettenrauch,

durch Arzneimittel

Wer und was sind Freie Radikale?

Atome, Moleküle oder Ionen mit einem oder mehreren ungepaarten Elektronen.

$O_2^{\cdot-}$ Superoxidanion

$HO\cdot$ Hydroxylradikal

$ROO\cdot$ Peroxylradikal

sie können auch über hochreaktive Moleküle schädigen

$^1O_2$ Singulettsauerstoff

NO/NO_2 Stickstoffmonoxid
Stickstoffdioxid

H_2O_2 Hydrogenperoxid
Wasserstoffperoxid

Schadwirkungen Freier Radikale

Entzündliche Immunschädigungen,

Krebs,

Arzneimittel, induzierte Reaktionen (Leber, Niere)

Alterungsprozesse

Vorzeitige Vergreisung

Arteriosklerose

Abwehr des Körpers gegen Schädigungen Freier Radikale

durch Vitamin-C, Vitamin-E und Beta-Carotin,

Inaktivierung freier Sauerstoffradikale,

Hemmung der Nitrosaminbildung,

Erhöhung der Immunkompetenz,

Umkehr der Interferonhemmung durch Tumorsubstanzen

Stabilisierung von Hydroxylradikalen und Superoxidanionen

Quelle: Eden, Bad Soden/Ts.

culture (Landwirtschaft) – eine Ernährung mit erhöhten Mengen an Obst und grünem Gemüse.

Vitamin-E verbessert auch die Fließeigenschaften des Blutes und hindert die Blutplättchen daran, miteinander zu verklumpen und Gerinnsel zu bilden. Nachgewiesen wurde außerdem ein positiver Effekt auf die Oxidationsrate des zellschädlichen LDL-Cholesterins.

Nun wenden wir uns der Gruppe der »B«-Vitamine zu. Sie sind von sehr komplizierter Natur und enthalten sowohl Chlor und Schwefel als auch Stickstoff, entstanden unter der Einwirkung des Sonnenlichts.

Vitamin-B1 (Thiamin) spielt beim Zuckerabbau in den Zellen des Körpers eine wichtige Rolle. Dieses Vitamin ist auch an der Muskelspannung im Verdauungstrakt und an der Bildung von Magensäure beteiligt.

Vitamin-B2 (Riboflavin) erhält eine wichtige Aufgabe im Ablauf der gesamten Stoffwechselvorgänge und ist besonders für den Aufbau des roten Blutfarbstoffes unentbehrlich und wesentlich für den Sehprozeß.

Vitamin-B6 (Pyridoxin) ist eines der wichtigsten Vitamine der B-Gruppe. Für einen normalen Cholesterinspiegel ist es mitverantwortlich und auch mitbeteiligt am Verdauungsprozeß der Fettsäuren und vieler Aminosäuren. Es hilft bei Streß und Depressionen, ist unverzichtbar für das Nervensystem und besonders wichtig für ältere Menschen.

Der Vitamin-B6-Bedarf liegt bei etwa 2 Milligramm pro Tag. Vitamin-B6-Mangel führt zu Konzentrationsstörungen und zu Krankheitsanfälligkeit.

Niacin (Nicotinsäureamid) funktioniert wie die Zündkerze für den Automotor und ist beteiligt am Eiweiß-, Fett- und Kohlenhydratstoffwechsel. Es hat eine gefäßerweiternde Wirkung und kann Cholesterin und andere Fettsubstanzen im Körper auflösen. Zur Vermeidung von Herzinfarkt ist es deshalb eine große Hilfe.

Da beim älteren Menschen die Organe nicht mehr so gut arbeiten und vom Körper weniger Vitamine aufgenommen werden, ist für diese Altersgruppe eine ausreichende Vitaminversorgung notwendig.

Das so wichtige Vitamin-C soll im nächsten Kapitel ausführlich behandelt werden.

Der Apfel als Vitamin-C-Träger

Vitamin-C ist wohl das bekannteste aller Vitamine; es wird als das Vitamin der Vitamine bezeichnet. Es funktioniert wie ein Zauberstab der Natur und greift tief in die Zentralstellen des Energiestoffwechsels ein.

Vitamin-C besteht aus 6 Atomen Kohlenstoff, 8 Atomen Wasserstoff und 6 Atomen Sauerstoff mit der chemischen Formel $C_6H_8O_6$. Es wird Ascorbinsäure genannt, da es früher als das antiskorbutische Vitamin bekannt war und sich daraus Ascorbinsäure entwickelt hat.

Das Vitamin-C spielt im Körper eine besonders wichtige Rolle als Regulator, Aktivator, Promotor und Moderator. Es gehört zu den Substanzen, die unsere Gesundheit organisieren. Besonders bei der Zellatmung, die ja ununterbrochen funktionieren und in allen Zellen geordnet vor sich gehen muß, ist Vitamin-C dabei; so auch in den Zellen der Leber, der Lunge, der Nerven, der Drüsen. Die bei der Zellatmung gewonnene Lebenskraft wird als Chemismus (ATP) in die Mitochondrien eingebaut. Die Mitochondrien sind Energiespeicher der Zellen, ähnlich wie eine Autobatterie. Eine Zelle kann bis zu tausend Mitochondrien enthalten, die Vitamin-C-haltig sind. In Krebszellen zerfallen die Mitochondrien, so daß dort Energiemangel entsteht.

Vitamin-C reguliert den Einbau des Eisens aus der Nahrung und fördert auch die Bildung von Antikörpern und die Tätigkeit der Phagozyten, die die Polizei des Körpers darstellen. Es bildet sozusagen die Voraussetzung für das Funktionieren des Immunsystems und schützt auch, wie bereits erwähnt, als Antioxidant vor der zerstörerischen Wirkung Freier Radikale, die heute immer zahlreicher auftreten.

Vitamin-C ist eine Art Abwehrwaffe gegen Umweltgifte, indem die Ascorbinsäure mit dem jeweiligen Gift eine Verbindung eingeht, dadurch das Gift dem Stoffwechsel entzieht und zur Ausscheidung bringt. Gefährliche Nitrate aus der Umwelt können durch bakterielle Einwirkung im Körper zu Nitriten werden und sich dann mit Eiweißkörpern verbinden und Nitrosamine bilden. Sie gehören zu den gefährlichsten krebserzeugenden Substanzen. Auch sie werden durch die Ascorbinsäure zum Teil liquidiert.

Besonders Raucher benötigen ein höheres Quantum an Ascorbinsäure, da mit dem Rauch eine Giftflut in den Körper eindringt. Außerdem lädt der Raucher sein eisenhaltiges Hämoglobin in großem Ausmaß mit Kohlenmonoxid auf, dadurch wird die Sauerstoffaufnahme durch den roten Blutfarbstoff blockiert. Das Kohlenmonoxid im Tabakrauch verurteilt den Raucher zu einem langsamen inneren Erstickungsprozeß, der sich natürlich über Jahre und Jahrzehnte hinziehen kann.

Vitamin-C hat auch Anteil an der Bildung der roten Blutkörperchen und der Hormonsynthese und wird zum Aufbau von Nerven-Botenstoffen, sogenannten Neuro-Transmitters, gebraucht. Es aktiviert auch die Bildung der interzellularen Kittsubstanz und die Bildung der Kollagene und ist ein Faktor des Knochenwachstums. Außerdem ist es an der Regulierung des Cholesterinhaushalts und an vielen wichtigen Lebensvorgängen beteiligt.

Vitamin-C ist aber auch so etwas wie Balsam für die Seele, es weckt Gefühle der Lebensfreude, indem es die Energieabfälle in den Zellen bremst; es trägt zur Vitalität, Flexibilität und Leistungsfähigkeit bei.

Eines jedoch ist sehr zu beachten: Vitamin-C benötigt zu seiner Aktivierung genügend Sauerstoff; also frische Luft in jeder Menge. Regelmäßige Bewegung und Körpertraining begünstigen die Ascorbinsäure, alle Körpergewebe zu erreichen und überall ihre positive Wirkung zu entfalten.

Äpfel liefern, je nach Sorte, viel Vitamin-C. Natürlich kann sich der Vitamin-C-Gehalt ganz erheblich unterscheiden. Dies hängt vom Standort, von Klimafaktoren, Pflegemaßnahmen wie Düngung, Pflanzenschutz, Bewässerung usw., ab.

Vitamin-C-Spitzenreiter ist der Berlepsch mit 25–35 mg/100 g. Danach folgen Ontario, Idared, Undine, Goldparmäne, Boskoop, Gloster, Cox Orange, Gravensteiner usw. (siehe Tabelle).

Zwei bis drei Äpfel können bereits den Tagesbedarf an Vitamin-C eines Erwachsenen decken. Dabei muß man bedenken, daß diese Menge an Vitamin-C beim Rohverzehr in voller Höhe aufgenommen wird. Der Tagesbedarf eines Menschen liegt bei etwa 50–100 mg Vitamin-C. Der Körper kann Vitamin-C nicht speichern. Es muß bei Bedarf aktiviert werden. Dabei ist zu bemerken, daß im Frühjahr die Ultra-Violett-Strahlung der Sonne stärker wird, was die Schilddrüse zu intensiverer Tätigkeit anregt. Der Stoffwechsel-Umsatz wird um 15–20 Prozent gesteigert, dies bedingt einen zusätzlichen Verbrauch an Vitamin-C.

Bei Äpfeln derselben Sorte kann man verschiedene Vitamin-C-Werte beobachten. Schlecht entwickelte oder überreife Früchte enthalten deutlich weniger Vitamin-C als voll entwickelte. Schattenfrüchte sind vitaminärmer als Sonnenfrüchte. Fast zwei Drittel des Vitamin-C-Gehalts befinden sich im Schalenbereich. Deshalb sollte die Schale mitgegessen werden.

Vitamin-C-Gehalt verschiedener Apfelsorten, angegeben als mg/100 g Fruchtfleisch

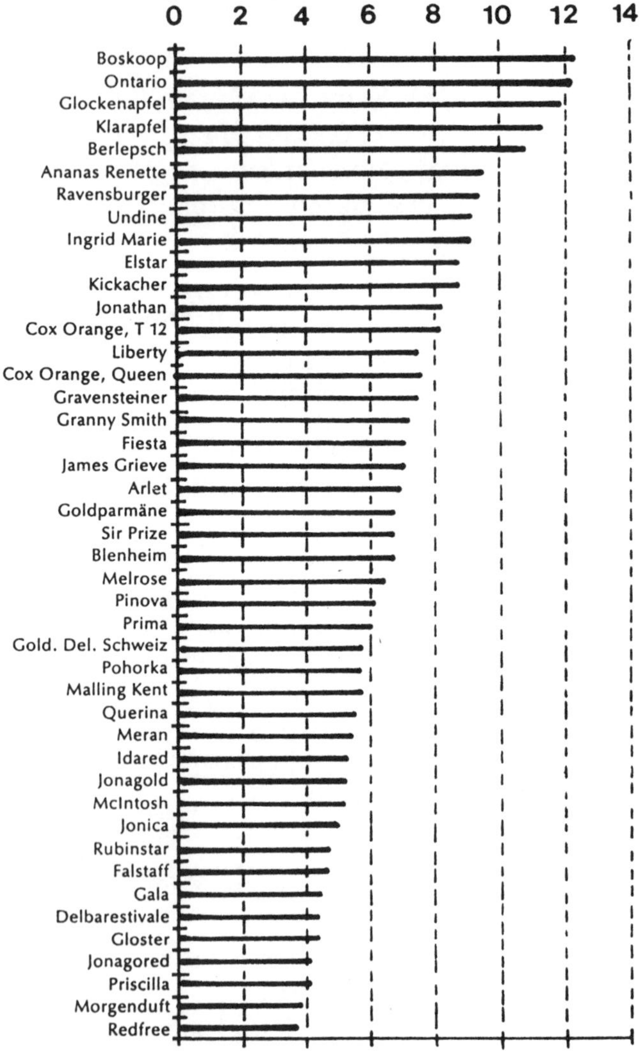

Quelle: Obst und Garten 1/91 (Versuchsst. Barendorf)

Oft liegen Apfelanbaugebiete in der Nähe von Industriezentren und sind damit indirekt Schadstoffen aus der Luft ausgesetzt. Darüber hinaus werden viele Apfelbaumspritzungen mit Insektiziden und Fungiziden durchgeführt. Die Frage ist, ob die auf der Apfelschale vorhandenen Schadstoffe entfernt werden können. Einfaches Abwaschen unter fließendem kaltem oder warmem Wasser nützt wenig. Dagegen wirken gründliches Abreiben mit einem Tuch oder Abrubbeln mit einer harten Gemüsebürste wahre Wunder. Bei Äpfeln mit glatter Schale lassen sich durch Abreiben fast 100 Prozent der auf der Apfelschale versammelten Schadstoffe wegrubbeln; bei Äpfeln mit rauher Schale dagegen nur etwa 60–70 Prozent. Die Äpfel können auch mit lauwarmem Wasser abgewaschen werden, dem etwas organisches Spülmittel (z. B. Molke) vorher zugegeben wurde; danach muß jedoch mit klarem Wasser nachgespült werden.

Bei gewachsten Importäpfeln müssen allerdings die Schalen entfernt werden. Das Wachsen von Äpfeln ist zwar in Deutschland verboten, nicht jedoch in anderen EG-Mitgliedsstaaten.

Aus diesen Gründen sind Äpfel zu empfehlen, die nicht gespritzt und nicht chemisch behandelt werden und die bis zu ihrer Reife am Baum geblieben sind.

Werden Äpfel zu früh geerntet oder zu lange gelagert, ist der Vitamin-C-Gehalt geringer; das kann bei Importäpfeln aus Übersee der Fall sein. Grundsätzlich kann man sagen, je mehr Zeit die Äpfel zum Reifen am Baum haben, desto höher ist der Vitamin-C-Gehalt.

Der Apfel als Darmregulierungsmittel

Jeder Mensch ist nur gesund, wenn auch seine Darmflora in Ordnung ist. So wie die Pflanzen nur in einem humus- und nährstoffreichen Boden gedeihen können, so hat der Mensch seine Gesundheitswurzeln in seinem Darm. Entscheidend für das Darmgeschehen ist die sogenannte Darmflora. Sie besteht aus unzähligen Bakterien und Mikroorganismen, die bedeutungsvolle Stoffumsetzungen vornehmen und darüber hinaus auch wichtige Lebensstoffe aufbauen oder an ihrem Aufbau mitwirken.

Deshalb ist es wichtig, daß durch eine vollwertige, geeignete Nahrung der Darm seine vielschichtige Arbeit vollbringen und seine autonomen Bewegungen in Gang halten kann. Eine naturbelassene, lebendige Nahrung läßt den Darm niemals erlahmen. Aber eine denaturierte, entwertete Nahrung schwächt die Darmflora. Der Darminhalt dickt ein und Fäulnisbakterien bekommen die Oberhand.

Es entstehen Stoffe, die giftig wirken, z. B. Histamin, Indol usw., welche in der Leber und in den Nieren entgiftet werden müssen. Die Entgiftungsfunktion der Leber kann dadurch überstrapaziert werden und Leberleiden sind die Folge. Darmfäulnis kann die gesamte Darmflora in Unordnung bringen. Im Darmkanal vollzieht sich sozusagen ein Nahkampf des Stoffwechsels: die Auseinandersetzung zwischen dem Darminhalt und den Bedürfnissen des gesamten Organismus.

Bei allen Darmstörungen wirken Äpfel regulierend. Die Fruchtsäuren hemmen das Wachstum von Fäulnisbakterien im Darm, der Gerbsäuregehalt wirkt entzündungshemmend und beruhigend auf die Darmschleimhaut und trägt zur Heilung von Darmerkrankungen bei.

Das Pektin, das in der Apfelschale und im Fruchtfleisch sitzt, wirkt hier besonders günstig. Pektine sind langkettige Kohlenhydrate, die besonders im Apfel und in Zitrusfrüchten vorkommen. Pektin leitet sich vom griechischen Wort „pektos" ab, das „geliert" oder „erstarrt" bedeutet. Pektin ist ein Faserstoff und erfüllt als Zellwandsubstanz Stütz- und Verfestigungsfunktionen. Es werden ihm besondere Heilwirkungen zugeschrieben. Das Pektin des Apfels als Faserstoff beziehungsweise als Ballaststoff sorgt für eine ausreichende Darmfüllung. Dies ist eine wichtige Voraussetzung für den Weitertransport des Darminhalts und normalisiert die Darmbewegung.

Pektin wirkt wie ein Schwamm. Es saugt das Wasser und giftige Darmprodukte auf und beseitigt diese durch einen schnellen und schmerzlosen Abgang. Durch die hohe Quellfähigkeit des Pektins werden die giftigen Zersetzungsprodukte, Bakterien und andere schädliche Substanzen gebunden. Der Darm wird also gereinigt und von schädlichen Bestandteilen befreit.

Das in den Äpfeln enthaltene Pektin hat bakterizide und entgiftende Eigenschaften, was auch die Anwendung und die gute Heilwirkung von geriebenen Äpfeln bei Durchfällen erklärt.

Jeder sich noch gesund fühlende Mensch sollte einmal im Monat einen sogenannten »Darm-Entgiftungstag« durchführen. An diesem Tag sollte man morgens ein Glas lauwarmen, reinen Apfelsaft trinken, der mit dem Saft einer halben Zitrone gemischt ist. Während des Vormittags sollten zwei Äpfel mit der Schale gegessen werden. Zum Mittag gibt es einen Apfelschalentee, dem zwei Teelöffel Honig zugesetzt werden können. Nachmittags gibt es wieder zwei Äpfel; dazu um 15 Uhr und um 17 Uhr jeweils ein Glas frischen Apfelsaft. Zum Abendessen gibt es einen Teller warmes Apfelmus, dem drei Teelöffel Honig zugegeben werden können.

Neuere Studien haben ergeben, daß Pektin auch den Cholesterinspiegel senkt, da es im Magen-Darm-Trakt seine Gelierkraft entfaltet und Fettstoffe, Cholesterin und überschüssige Gallensäure, die beim Cholesterinabbau in der Leber entstanden ist, an sich bindet. So kann erhöhtem Cholesterinspiegel und unerwünschten Fettablagerungen an den Gefäßwänden vorgebeugt werden. Drei Viertel aller Erwachsenen in Deutschland haben einen erhöhten Cholesterinspiegel.

Professor Dr. Ancel Deys, ein amerikanischer Gefäßspezialist, veröffentlichte eine Arbeit, gemäß der zwei Äpfel pro Tag wesentlich dazu beitragen, dem Herzinfarkt vorzubeugen. Die in den Äpfeln enthaltenen rund 15 Gramm Pektin würden genügen, den Blutcholesterinspiegel deutlich zu senken.

Bei Rheuma und Gicht löst Apfelsäure Harnsäureansammlungen im Körper und schwemmt sie aus.

Der als Vater der modernen Naturmedizin geltende deutsche Arzt Dr. Christoph Hufeland verordnete seinen Patienten bei Schlafstörungen den »Schlafapfel«. Die schlaffördernde Wirkung des Apfels beruht auf der gleichmäßigen Verteilung des Blutzuckers während der Nacht.

Der Apfel für die schlanke Linie

Schlanksein ist keine Modetorheit, sondern eine Forderung der Vernunft. Normalerweise reguliert der Körper das Nahrungsbedürfnis mit Hilfe von Hunger beziehungsweise mit Appetit und dem Sättigungsgefühl. Der Appetit sollte der Regler für die Menge der Nahrungsaufnahme sein und wie ein Thermostat funktionieren, der das Gleichgewicht und damit das Sollgewicht herstellt.

Das normale Sollgewicht kann errechnet werden, indem man den mittleren Brustumfang beim Einatmen und beim Ausatmen mißt und durch zwei teilt, dies malnimmt mit der Körpergröße und teilt durch 240.

Bei Vollwerternährung und Rohkost ißt in der Regel niemand zuviel, da im allgemeinen Fruchtsäuren und Ballaststoffe für das Sättigungsgefühl sorgen. Doch eine Küche mit denaturierten Kohlenhydraten läßt das Sättigungsgefühl schwerer aufkommen, facht die Eßlust an und weckt immer neue Wünsche auf Leckerbissen. Jeder Mensch kann heute so gut und reichlich essen, wie er will. Es herrscht ein ständiges Überangebot an Lebensmitteln. Der Appetit kann durch Sorgen, Kummer und seelische Belastungen beeinflußt werden. Auch diese Faktoren können die Eßlust fördern. Ebenso kann Essen aus Langeweile, um sich die Zeit zu vertreiben, weit über das normale Maß hinausgehen.

Nun kann der Körper aber zuviel aufgenommene Nahrung nicht wieder ausscheiden. Jedes Gramm Nahrung wird ausgewertet und die Überschüsse in Fett abgelagert. Das wäre an sich normal, denn das Fettgewebe ist als Energiespeicher notwendig. In der Regel speichert

Systolischer Blutdruck in Abhängigkeit vom Körpergewicht

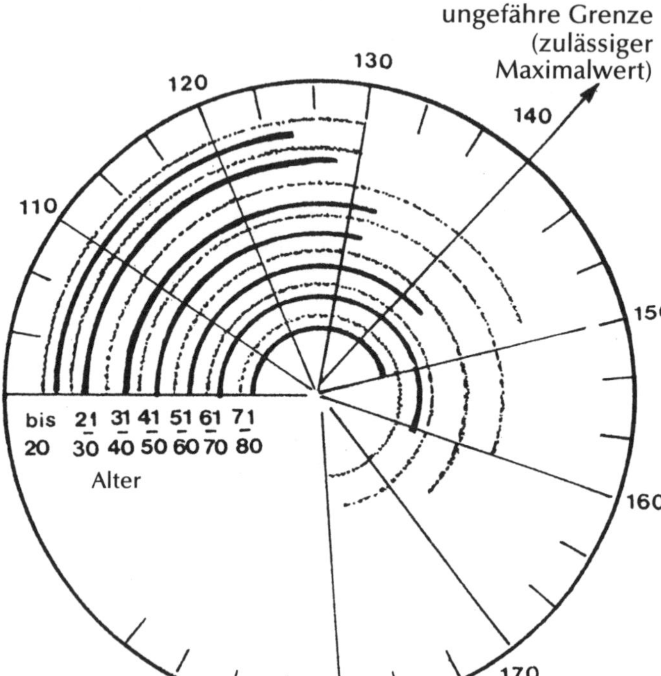

Ergebnis der Messungen an einer größeren Anzahl von Übergewichtigen von Dr. med. Eduard Jenny

.... Blutdruck vor der Diät

———— Blutdruck nach 5 und mehr Kilogramm Gewichtsabnahme durch die Diät-Kur

Quelle: Schlanksein beginnt mit einem Apfel, Lichtenberg-Verlag, München

der Körper etwa eine Reserve von 120 000 Kalorien, das wäre Brennstoff für rund einen Monat. Was aber darüber hinausgeht, bedeutet Fettleibigkeit und Übergewicht. Übergewicht, von dem etwa jeder Vierte betroffen ist, ist lebensgefährlich.

Übergewicht bedeutet eine ununterbrochene Mehrbelastung für den Körper. Keiner sollte das Übergewichtsproblem auf die leichte Schulter nehmen. Man schleppt jahraus, jahrein eine Vollpackung an Fett mit sich herum. Doch das Herz, die Pumpe des Lebens, kann keine ununterbrochene Mehrbelastung aushalten. Das zusätzliche Fettgewebe verlangt ständig mehr Sauerstoff für den Stoffwechsel. Um diese Mehrarbeit leisten zu können, muß das Herz die Zahl seiner Schläge erhöhen, die Blutmenge vergrößern und damit wird der Blutdruck erhöht.

Das Herz wird auf die Dauer stark abgenutzt. Erhöhter Blutdruck kann Nieren- und Gallenleiden, Wirbelsäulenerkrankungen, Gehbeschwerden, Krampfadern und mehr nach sich ziehen. Erhöhter Blutdruck kann durch teilweises Eiweißfasten oft schnell reduziert werden. (In meinem Buch: »Ernährung mit Vernunft« ist die Eiweißfrage eingehend erklärt.)

Mehr als ein Drittel der Bevölkerung stirbt in den westlichen Industrienationen an den Folgen einer Herz- oder Gefäßerkrankung. Hier gilt es insbesondere, das Körpergewicht zu reduzieren, für ausreichende körperliche Bewegung zu sorgen und Alkohol und Tabak zu meiden. Jeder Übergewichtige nimmt bei entsprechender Diät ohne Schaden ab.

Oft ist nach einer intensiven Hungerkur die Eßlust wieder so groß, daß bald das frühere Gewicht oder sogar noch mehr erreicht wird. Es wird alles gegessen, was während der Diät vermißt wurde. Deshalb ist es außerordentlich wichtig, einfachere Diätkuren zu bevorzugen, die man auch selbst durchführen kann. Man muß essen dürfen, sollte aber mit weniger zufrieden sein.

1960 haben 30000 Schweizer Bürger eine öffentliche Schlankheitsdiät mit positivem Erfolg durchgeführt. Die Diät stand unter dem Motto »Schlanksein beginnt mit einem Apfel«. Es ging darum, nur die Hälfte an Fetten und Kohlenhydraten zu essen, nicht aber an Gemüsen, Salaten, Früchten und Milch. Die Teilnehmer an der Diät mußten immer morgens um 10 Uhr und nachmittags um 16 Uhr einen Apfel essen; also immer zwei Zwischenmahlzeiten mit jeweils einem Apfel.

Natürlich kann man auch eine reine Apfeldiät machen. Nach A. Brecht sollte nichts anderes als nur Äpfel gegessen werden, natürlich milde und angenehme Apfelsorten. Sobald sich Hunger einstellt, werden Äpfel gegessen. Nach dem Essen eines Apfels oder mehrerer Äpfel sollte eine Pause von zwei Stunden sein, bevor die nächsten Äpfel verspeist werden. Auf diese Weise werden die Wirkstoffe bei ihrer Arbeit nicht gestört, sie können sich dann optimal entfalten. Während der Apfelkur sollten nicht mehr als 800 Kalorien täglich zu sich genommen werden. Dies entspricht etwa der Menge von 1,5–2 Kilogramm Äpfeln. Ein kleiner Apfel wiegt etwa 100 g, ein mittelgroßer Apfel etwa 125 g und ein großer Apfel etwa 150 g.

Als weitere Speise ist höchstens eine Handvoll Puffreis erlaubt (kein Puffmais). Man kann die Kur nach einigen Tagen unterbrechen und nach drei Tagen wieder aufnehmen. Bei Fettleibigkeit und Übergewicht bringt solch eine Apfelkur eine wesentliche Entlastung. Die Äpfel müssen mit der Schale gegessen werden, da unter der Schale die Inhaltsstoffe, besonders die Pektine, konzentriert sind.

Der Apfel besitzt einen niedrigen Kalorienwert, was ihn für Schlankheitskuren besonders geeignet macht, da man einen hohen Sättigungswert durch seine hohe Quellfähigkeit erreicht. Gleichzeitig aber liefert der Apfel die beim Abnehmen unentbehrlichen Vitamine, Mineralien und Spurenelemente.

Fruchtzucker bringt sofort Energie, ohne zu belasten. Des weiteren wird dem Zuckeralkohol Sorbit, der sich reichlich im Apfel befindet, eine laxierende Wirkung nachgesagt. Diese Faktoren begünstigen die Apfelschlankheitskuren.

100 g Wurst, Torte oder Schokolade enthalten bis zu 500 und mehr Kalorien, ein gleichschwerer Apfel enthält nur 58 Kalorien. In der Sortenvielfalt des Apfels und im unterschiedlichen Aroma liegt auch die Möglichkeit der Abwechslung.

Äpfel sind fast das ganze Jahr hindurch erhältlich, da sie sich gut lagern lassen. Sie führen bei gesunden Menschen außerordentlich selten zu Beschwerden. Auch der schwächste Magen verträgt den Apfel. Bei anderen Obstarten könnten allergische Reaktionen oder Durchfall eintreten. Natürlich können auch andere Früchte als der Apfel als Hungerstiller genossen werden. Generell kann man sagen: »Wer abnehmen will, sollte vor der Hauptmahlzeit einen Apfel essen.« Das nimmt bereits den größten Appetit und hilft, Kalorien zu sparen.

Bei jeder Diät ist oberstes Gebot: viel trinken. Nur dadurch kann die Entgiftungsarbeit der Nieren unterstützt werden. Sie müssen bei jeder Diät Schwerstarbeit leisten, um die Gifte aus dem Blut zu filtern und das Eiweiß abzubauen. Das schaffen die Nieren nur, wenn sie viel

Flüssigkeit bekommen; 3 Liter täglich sind während der Diät nicht zuviel. Natürlich keine zuckersüßen Limonaden, auch kein Cola oder Milch verwenden, sondern stilles, kohlensäurearmes Mineralwasser, Kräutertees oder frisch gepresste Fruchtsäfte.

Die Diät sollte auch insofern einen erzieherischen Wert haben, sich bewußter und konsequenter auf die Bedürfnisse des Körpers einzustellen. In erster Linie ist es auch eine Willenssache, schlank zu werden und schlank zu bleiben. Dies kann nur durch eine konsequente innere Überzeugung ermöglicht werden.

Hier kann der Apfel zum tragenden Element einer prophylaktischen Maßnahme werden, das Sollgewicht zu erhalten. Viele Menschen greifen bei Hungergefühlen zu einer Zigarette oder zu einem Stück Schokolade. Doch es wird verhängnisvoll, wenn man seine Zwischenmahlzeiten mit Nikotin oder einer Kalorienbombe decken will. Statt einer Zigarette oder statt Schokolade kann man zu einem Apfel greifen. Dadurch wird das Schlankwerden und das Schlankbleiben erleichtert und dient vor allem der Gesundheit.

Richard Willfort erwähnt in seinem Buch: »Gesund durch Heilkräuter« sogar eine Apfelkur zur Nikotin-Entwöhnung: »Starke Raucher haben zumeist eine Abneigung gegen Äpfel. Dies hat seinen Grund darin, daß die nikotinenthaltenden Darmschleimhäute auf die Fruchtsäuren des Apfels einen Verdauungsvorgang auslösen, der als leicht störend empfunden wird. Überwindet man nun diese leichte Störung und unterwirft sich durch 2 bis 3 Tage einer reinen Apfeldiät, etwa 20 Äpfel am Tage, sonst keinerlei Speisen noch Getränke, so führt dies in sehr vielen Fällen zu einer Umkehrung der Abneigung gegen Äpfel. Die Apfelkur löst eine krasse Abneigung gegen das Rauchen aus.«

Der positive Einfluß des Apfels auf die Haut und auf das Gemüt

Auch auf die Haut haben Äpfel einen sehr positiven Einfluß. Die Haut ist wohl das größte und auch das vielseitigste Organ des Körpers. Sie ist etwa 1,5 bis 2 Quadratmeter groß und ihr Gewicht beträgt über 10 Kilogramm. Die Haut ist nicht nur Oberfläche, sie atmet, empfindet und kann viel über unsere Gefühle aussagen. Haut und Seele sind ineinander verwoben.

Die Hauptaufgabe der Haut ist es, Schutzorgan zu sein, denn sie schützt uns vor mechanischen Einwirkungen wie Druck, Streß und Reibungen. Sie bildet sozusagen eine Barriere gegen das Eindringen von körperfremden Stoffen, sowohl als Filter gegen Licht, Strahlen und Fremdsubstanzen, wie auch als Schutzschild gegen Viren und Bakterien. Doch die Haut ist nicht nur Schutzorgan, sondern auch Ausscheidungsorgan. Man könnte sie auch als »dritte Niere« des Körpers bezeichnen. Außerdem ist sie auch Speicherorgan für Fett, Wasser und weitere Nährstoffe. Etwa zwei Millionen über den Körper verteilte Schweißdrüsen treten als hauteigenes Kühlsystem auf. Sie wirkt wie ein Thermostat einer konstanten Körpertemperatur.

Nur eine gesunde Haut kann die vielfältigen und wichtigen Aufgaben erfüllen. Heute wird sie oft stark strapaziert. Deshalb neigen immer mehr Menschen zu Unreinheiten und Entzündungen der Haut. Die Haut braucht eine gründliche Entschlackung. Richtiger Apfelgenuß hat einen nicht zu bestreitenden Einfluß auf den gesamten Stoffwechsel. Erkrankungen, die durch eine Übersäuerung des Organismus ausgelöst wurden, konnten durch eine richtige Apfeldiät deutlich verbessert werden.

Die Gifte müssen aus dem Körper heraus, da sie die Abwehrfunktionen blockieren. Wenn Giftstoffe nicht ausgeschieden werden, bilden sich Schlackenstoffe, die sich im Bindegewebe ablagern. Auch Umweltgifte werden im Bindegewebe, wie auf einer Müllhalde, deponiert. Eine nicht mehr intakte Funktion des Darmes ist meist die Ursache.

Hier läßt sich natürlich durch Sport oder Gymnastik vieles verbessern. Eine trainierte Muskulatur hält das Bindegewebswasser im Fluß und verhindert das Ansammeln von Schlackenstoffen.

Ganz wichtig für die Haut generell sind Vitamine, die die Durchblutung fördern, die Hautgefäße stärken und das Bindegewebe aufbauen. Auch die Mineralstoffe und Spurenelemente sind unentbehrlich für den Stoffwechsel und die Durchblutung der Haut. Sie verbrennen Fett, entgiften den Körper und regulieren den Wasserhaushalt. Gerade die Enzyme in den Früchten sind wahre Fettkiller, aber auch Ballaststoffe sind unerläßlich für eine gute Verdauung, die den Körper von den Giftstoffen befreit und das Immunsystem intakt hält.

Die neue Sitte, mittags als Vorspeise statt der Suppe einen geriebenen Apfel mit einem Eßlöffel Hafer-, Weizen- oder Hirseflocken, die ganz besonders kieselsäurehaltig sind und das Bindegewebe vorzüglich stärken, etwas geriebenen Nüssen und Sultaninen zu essen, hat sich bestens bewährt. Man kann dies natürlich auch morgens vor oder zum Frühstück essen. (Siehe mein Buch: »Die besonderen Heilwirkungen von Hafer und Hirse«.)

Neben den Vitaminen und Mineralien, die bereits ausführlich besprochen wurden, hat das Pektin im Apfel die besondere Fähigkeit, Schadstoffe zu binden und aus dem Körper zu schwemmen.

Das Apfelpektin dient auch der äußerlichen Anwendung für die Haut. Es kann eine straffende und glättende Apfelmaske hergestellt werden. Einen geriebenen Apfel mit einem Teelöffel Honig verrühren, diese Mischung auf die gereinigte Haut auftragen und 25 Minuten einwirken lassen. Danach mit lauwarmem Wasser abspülen.

Bei Hautekzemen und Hautunreinheiten kann verdünnter Apfelessig helfen. Er enthält auch alle Mineralien, die sich im Apfel befinden. Für ein Apfelessigbad etwa einen viertel Liter hochwertigen Apfelessig verwenden und mindestens eine Viertelstunde darin verweilen. Dies stellt den Säuremantel Ihrer Haut wieder vollständig her. Die Haut hat einen schwach sauren Schutzmantel, einen sogenannten Hydro-Lipid-Film, der die Haut vor Austrocknung bewahrt. Der Säuremantel ergibt schlechte Wachstumsbedingungen für Bakterien. So schützt sich die Haut selbst vor Infektionen.

Doch eines ist für die Haut ganz, ganz wichtig! Lassen Sie die Haut nicht dürsten. Sorgen Sie für ausreichende Luftbefeuchtung und trinken Sie täglich, wie schon bereits empfohlen, möglichst zwei Liter Flüssigkeit in Form von Mineralwasser, frisch gepreßten Säften, Früchte- und Kräutertees, es kann darunter auch täglich ein halber Liter ungesüßter Apfelsaft sein. Die Flüssigkeitsversorgung regt den Hautstoffwechsel ungemein an und hilft Billionen von Zelleinheiten, die Schlackenstoffe zügig auszuscheiden. Ihre Haut verlangt nicht nur nach Äpfeln, sondern auch nach frischen Gemüsen und Salaten.

Zu wenig Vitamin-C und Vitamin-E kann auch Depressionen begünstigen. Depressionen können auftreten, wenn das Blut zu wenig Sauerstoff bekommt. Deshalb gilt es, die Sauerstoffzufuhr zu steigern. Sicher beeinflußt eine richtige Atmung auch positiv die Haut. Schneller Atem ist gleichbedeutend mit Hast, Unruhe und Streß.

Bei Müdigkeit und Konzentrationsschwäche ist das Essen eines Apfels gerade das Richtige. Die Kohlenhydrate, vor allem Fruchtzucker und Traubenzucker des Apfels, sorgen schnell für neue Energie. Auch Fruchtsäfte werden im Körper leicht aufgenommen und stellen ihm rasch Energie zur Verfügung. Sie tragen so schnell zur Erholung und Leistungsanforderung bei. Zusammenfassend kann gesagt werden, daß der Apfel zu einer straffen Haut, einer guten Figur und zu angenehmer Laune verhelfen kann.

Bekannte und unbekannte Apfelsorten

Die Zahl der Apfelsorten ist unübersehbar groß. Man spricht von über 1200 Apfelsorten in Deutschland. Leider sind viele alte, besonders vitamin- und nährstoffreiche Sorten aus dem Handel verschwunden. Die alten Apfel-Sorten wuchsen in der Regel auf Bäumen, die in sogenannten Streuobstwiesen und in zahlreichen Gärten standen.

Viele Streuobstwiesen, die früher oft Bauerndörfer umgaben, fielen Flurbereinigungen und Neubesiedlungen zum Opfer. So sind die Obstwiesen, die zu unserem idyllischen Landschaftsbild gehörten und zugleich auch mit ihrer Blütenfülle eine wichtige Bienenweide waren, rar geworden. Viele alte Obstbäume wurden auch einfach abgeholzt, da sie nicht mehr rentabel waren. Dafür gab es von der EG sogar noch Prämien.

Gerade die Streuobstwiesen stellen als ausgedehnt genutzte Flächen wertvolle ökologische Ausgleichsräume und Stabilisatoren des gesamten Naturhaushalts dar. Wie kaum eine andere Kulturart schützen sie vor Bodenerosion, vor allem am Hang. Sie wirken auch regulierend und sanierend auf den Wasserhaushalt und das Kleinklima und bieten für viele Tierarten, besonders für Vögel, unersetzliche Lebensstätten. Der Streuobstbau muß wieder verstärkt in das Blickfeld der Landschaftspflege und des Naturschutzes gerückt werden.

Natürlich sind Streuobstwiesen niederstämmigen Intensivobstanlagen wirtschaftlich unterlegen, aber ökologisch sind sie von allergrößter Bedeutung. Durch den Absatz von Äpfeln und Obst von heimischen Hochstämmen können auch die Chancen für neue Streuobstwiesen wieder steigen.

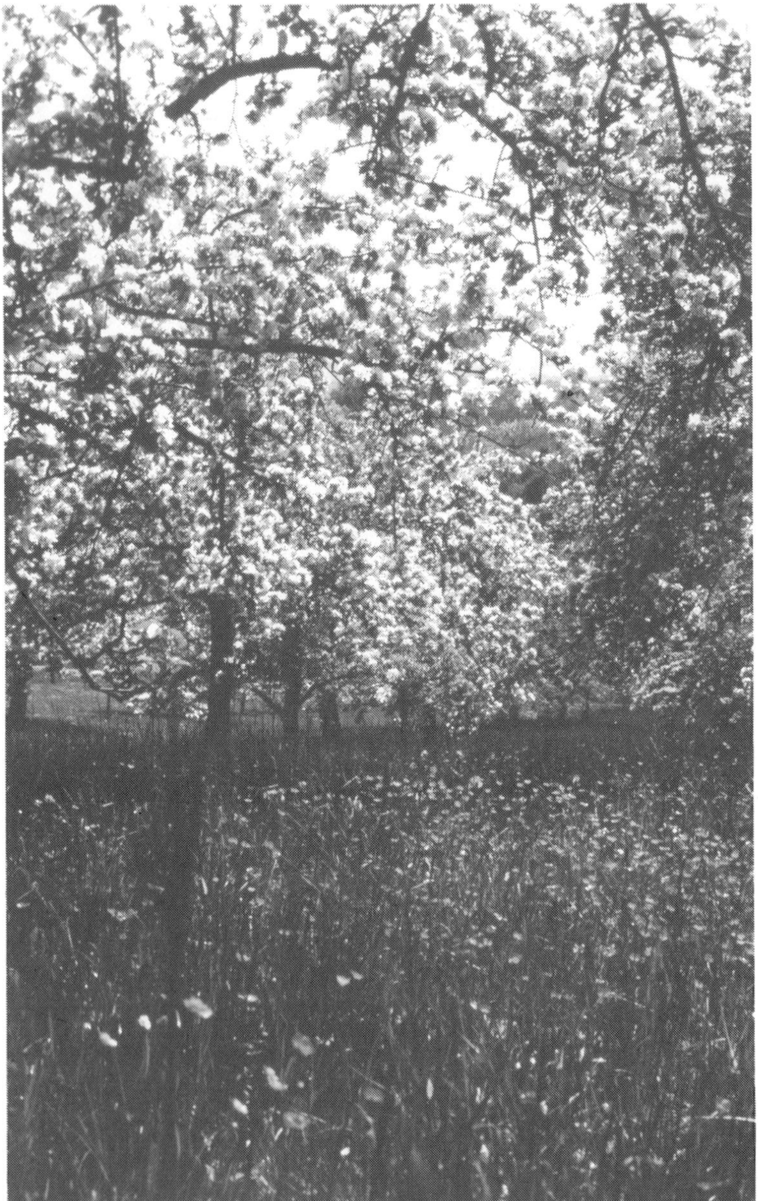

Vor 30 oder 40 Jahren gab es im Apfel-Erwerbsbau noch über 50 Sorten im Angebot. Heute sind es nur noch ganz wenige Sorten. Industrielle Produktmethoden im Zeichen der freien Marktwirtschaft tragen den steigenden Ansprüchen an Form, Farbe und Geschmack der Verbraucher Rechnung. Der Handel fordert genormte und in großen Mengen verfügbare Ware, die besonders ertragreich und weitgehendst krankheitsresistent sein soll.

Die äußere Beschaffenheit sagt nichts über die innere Qualität, wie Geschmack und Nährstoffreichtum, aus. Sehr oft sind die kleinen und unansehlichen Früchte unübertrefflich. Manche alten Obstsorten haben einen hohen Vitamin-C-Gehalt, entsprechen aber aufgrund ihres Durchmessers nicht den Vorstellungen der EG. Deshalb erfüllen nur wenige Apfelsorten die Anforderungen, die Erzeuger, Handel und Verbraucher an sie stellen.

Für Tafeläpfel gibt es die Qualitätsnormen Extra (auserlesene Ware), Güteklasse I (hochwertige Ware), Güteklasse II (gute Ware) und Güteklasse III (Haushaltsware und/oder Industrieware). Die Früchte müssen frei von fremdem Geruch und/oder Geschmack, frei von jeder anormalen Feuchtigkeit sein und Mindestbedingungen der Reife, Färbung und Größe erfüllen. Es besteht Sortendeklarationspflicht.

Die gängigsten Apfelsorten sind: Klarapfel, James Grieve, Gravensteiner, Lobo, Goldparmäne, Gala, Cox Orange, Berlepsch, Roter Delicious, Kronprinz Adolf, Ingrid Marie, Jonathan, Jonagold, Boskoop, Berner Rosen, Golden Delicious, Schweizer Glockenapfel, Gloster, Idared, Ontario, Elstar, Oldenburger, Jamba und noch weitere Sorten.

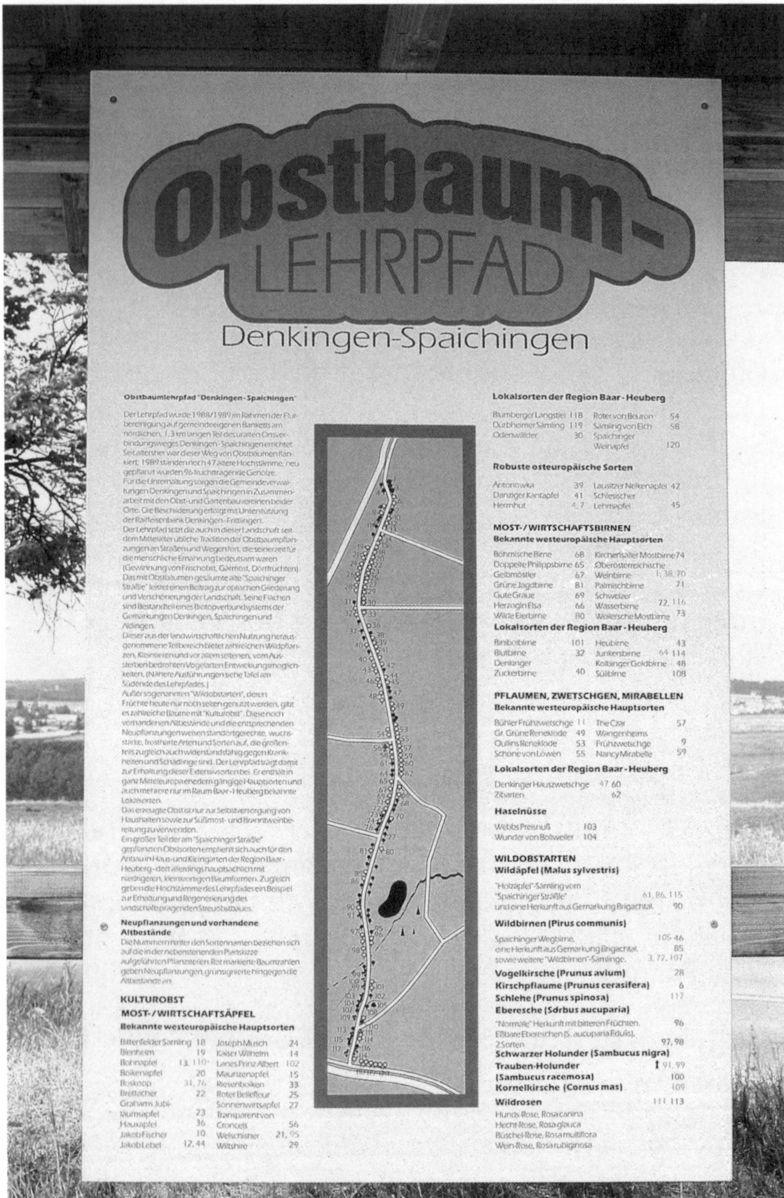
Obstbaum-
LEHRPFAD
Denkingen-Spaichingen
Obstbaumlehrpfad "Denkingen-Spaichingen"
Der Lehrpfad wurde 1988/1989 im Rahmen der Flurbereinigung auf gemeindeeigenen Banketts am nördlichen, 1,3 km langen Teil des uralten Ortsverbindungsweges Denkingen-Spaichingen errichtet. Seit altersher war dieser Weg von Obstbäumen flankiert; 1989 standen noch 47 ältere Hochstämme, neu gepflanzt wurden 96 fruchttragende Gehölze.
Für die Unterhaltung sorgen die Gemeindeverwaltungen Denkingen und Spaichingen in Zusammenarbeit mit den Obst- und Gartenbauvereinen beider Orte. Die Beschilderung erfolgt mit Unterstützung der Raiffeisenbank Denkingen-Frittlingen.
Der Lehrpfad setzt die auch in dieser Landschaft seit dem Mittelalter übliche Tradition der Obstbaumpflanzungen an Straßen und Wegen fort, die seinerzeit für die menschliche Ernährung bedeutsam waren (Gewinnung von Frischobst, Gärmost, Dörrfrüchten).
Das mit Obstbäumen gesäumte alte "Spaichinger Straße" leistet einen Beitrag zur optischen Gliederung und Verschönerung der Landschaft. Seine Flächen sind Bestandteil eines Biotopverbundsystems der Gemarkungen Denkingen, Spaichingen und Aldingen.
Dieser aus der landwirtschaftlichen Nutzung herausgenommene Teilbereich bietet zahlreichen Wildpflanzen, Kleintieren und vor allem seltenen, vom Aussterben bedrohten Vogelarten Entwicklungsmöglichkeiten. (Nähere Ausführungen siehe Tafel am Südende des Lehrpfades.)
Außer sogenannten "Wildobstarten", deren Früchte heute nur noch selten genutzt werden, gibt es zahlreiche Bäume mit "Kulturobst". Diese noch vorhandenen Altbestände und die entsprechenden Neupflanzungen weisen standortgerechte, wuchsstarke, frostharte Arten und Sorten auf, die großenteils zugleich auch widerstandsfähig gegen Krankheiten und Schädlinge sind. Der Lehrpfad trägt damit zur Erhaltung dieser Extensivsorten bei. Er enthält in ganz Mitteleuropa ehedem gängige Hauptsorten und auch mehrere nur im Raum Baar-Heuberg bekannte Lokalsorten.
Das erzeugte Obst ist nur zur Selbstversorgung von Haushalten sowie zur Süßmost- und Branntweinbereitung zu verwenden.
Ein großer Teil der am "Spaichinger Straße" gepflanzten Obstsorten empfiehlt sich auch für den Anbau in Haus- und Kleingärten der Region Baar-Heuberg - dort allerdings hauptsächlich mit niedrigeren, kleinkronigen Baumformen. Zugleich geben die Hochstämme des Lehrpfades ein Beispiel zur Erhaltung und Regenerierung des landschaftsprägenden Streuobstbaues.
Neupflanzungen und vorhandene Altbestände
Die Nummern hinter den Sortennamen beziehen sich auf die in der nebenstehenden Planskizze aufgeführten Pflanzstellen. Rot markierte Baumzahlen geben Neupflanzungen, grünsignierte hingegen die Altbestände an.
KULTUROBST
MOST-/WIRTSCHAFTSÄPFEL
Bekannte westeuropäische Hauptsorten
Bittenfelder Sämling 18
Blenheim 19
Bohnapfel 13, 110
Boikenapfel 20
Boskoop 31, 76
Brettacher 22
Grahams Jubiläumsapfel 23
Hauxapfel 36
Jakob Fischer 10
Jakob Lebel 12, 44
Joseph Musch 24
Kaiser Wilhelm 14
Lanes Prinz Albert 102
Maunzenapfel 15
Riesenboiken 33
Roter Bellefleur 25
Sonnenwirtsapfel 27
Transparent von Croncels 56
Welschisner 21, 95
Wiltshire 29
Lokalsorten der Region Baar-Heuberg
Blumberger Langstiel 118
Dürbheimer Sämling 119
Odenwälder 30
Roter von Beuron 54
Sämling von Eich 58
Spaichinger Weinapfel 120
Robuste osteuropäische Sorten
Antonowka 39
Danziger Kantapfel 41
Herrnhut 4, 7
Lausitzer Nelkenapfel 42
Schlesischer Lehmapfel 45
MOST-/WIRTSCHAFTSBIRNEN
Bekannte westeuropäische Hauptsorten
Böhmische Birne 68
Doppelte Philippsbirne 65
Gelbmöstler 67
Grüne Jagdbirne 81
Gute Graue 69
Herzogin Elsa 66
Wilde Eierbirne 80
Kirchensaller Mostbirne 74
Oberösterreichische Weinbirne 1, 38, 70
Palmischbirne 71
Schweizer Wasserbirne 72, 116
Wolfersche Mostbirne 73
Lokalsorten der Region Baar-Heuberg
Binibolbirne 101
Blutbirne 32
Denkinger Zuckerbirne 40
Heubirne 43
Junkersbirne 64, 114
Kolbinger Goldbirne 48
Sülibirne 108
PFLAUMEN, ZWETSCHGEN, MIRABELLEN
Bekannte westeuropäische Hauptsorten
Bühler Frühzwetschge 11
Gr. Grüne Reneklode 49
Oullins Reneklode 53
Schöne von Löwen 55
The Czar 57
Wangenheims Frühzwetschge 9
Nancy Mirabelle 59
Lokalsorten der Region Baar-Heuberg
Denkinger Hauszwetschge 47, 60
Zibarten 62
Haselnüsse
Webbs Preisnuß 103
Wunder von Bollweiler 104
WILDOBSTARTEN
Wildäpfel (Malus sylvestris)
"Holzäpfel"-Sämling vom "Spaichinger Straße" 61, 86, 115
und eine Herkunft aus Gemarkung Brigachtal. 90
Wildbirnen (Pirus communis)
Spaichinger Wegbirne, 105, 46
eine Herkunft aus Gemarkung Brigachtal, 85
sowie weitere "Wildbirnen"-Sämlinge. 3, 77, 107
Vogelkirsche (Prunus avium) 28
Kirschpflaume (Prunus cerasifera) 6
Schlehe (Prunus spinosa) 117
Eberesche (Sorbus aucuparia)
"Normale" Herkunft mit bitteren Früchten. 96
Eßbare Ebereschen (S. aucuparia Edulis), 2 Sorten 97, 98
Schwarzer Holunder (Sambucus nigra)
Trauben-Holunder (Sambucus racemosa) 91, 99, 100
Kornelkirsche (Cornus mas) 109
Wildrosen 111, 113
Hunds-Rose, Rosa canina
Hecht-Rose, Rosa glauca
Büschel-Rose, Rosa multiflora
Wein-Rose, Rosa rubiginosa

Seit einiger Zeit besinnen sich immer mehr Menschen auf das Alte und Bewährte. So wurde 1991 in Eydelstedt der Promologen-Verein gegründet. Die Promologie, die Obstsortenkunde, ist eine angesehene Wissenschaft, der sich dieser Verein verpflichtet fühlt. Die Mitglieder wollen möglichst viele alte Obstsorten sammeln und erhalten.

Im Sommer 1992 wurde in Denkingen (Landkreis Tuttlingen) am Fuß der südwestlichen Alb, unterhalb des Klippenecks, ein 1,3 km langer, sehr interessanter Obstbaumlehrpfad eingeweiht.

Der Lehrpfad geht von der ehemaligen Kreisstraße Spaichingen-Denkingen, etwa 1,5 km vor dem Ortseingang Denkingen rechts ab. Das sogenannte »Spaichinger Sträßle« wurde schon früher von Obstbäumen umsäumt. 47 alte Hochstämme wurden in den Lehrpfad integriert und mit 97 neugepflanzten fruchttragenden Gehölzen ergänzt. So werden bei diesem Lehrpfad bewährte ältere Obstsorten, auch viele Apfelsorten, einem breiten Publikum bekanntgemacht. Die Bäume werden vom Denkinger Obst- und Gartenverein betreut.

Unsere Kulturapfelsorten stammen von Kreuzungen der in Europa und Asien heimischen Wildapfelsorten ab, in erster Linie vom Holzapfel (Malus sylvestris) und dem Zwergapfel (Malus pumilo).

Nicht durch Aussaat von Apfelkernen, sondern nur durch Veredeln kann eine wertvolle Sorte mit besonderen Eigenschaften erhalten werden. Reine Sämlingsnachkommen sind meist kleinfrüchtig und für den Anbau wertlos, doch unter zahlreichen Sämlingen finden sich auch einzelne großfruchtige, wohlschmeckende Sorten.

Grundformen der Äpfel

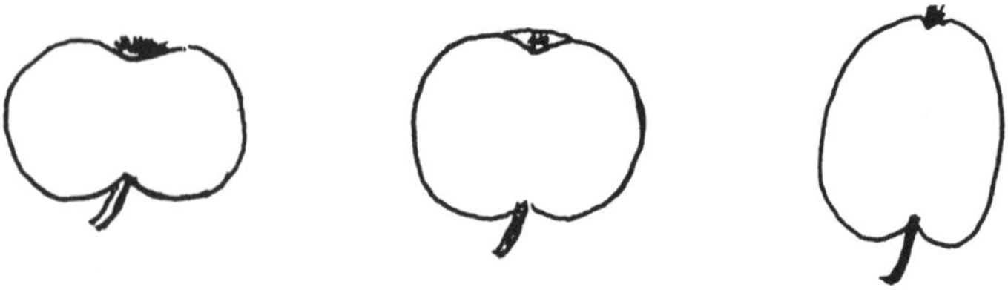

flach (kurzachsig)

kugelig, rundlich (mittellangachsig)

hochgebaut (langachsig)

Fruchtrelief

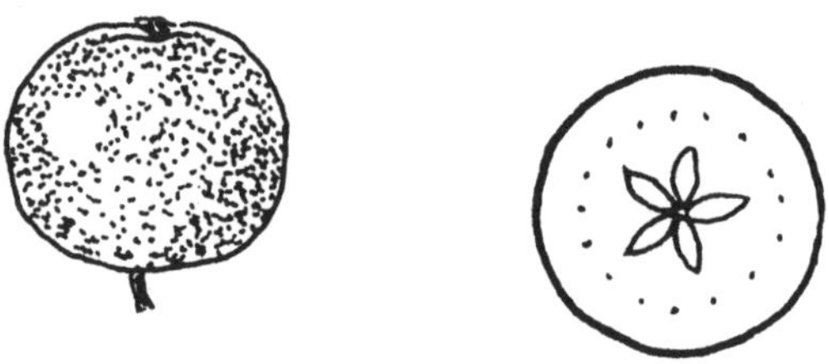

glatt, eben, Querschnitt rund

Kernkammern geschlossen

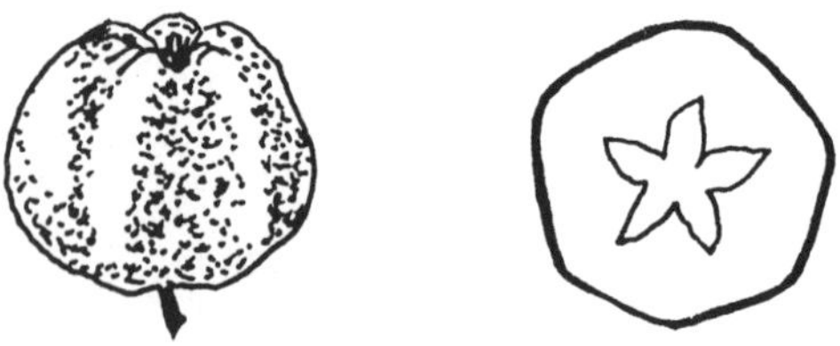

kantig, rippig, Querschnitt eckig

Kernkammern offen

Quelle: Petzold: Apfelsorten, Verlag J. Neumann-Neumann, Melsungen

Die Form des Apfels, Kerngehäuse, Kerne, Stiel, Kelchgrube sind sortentypisch. Die Größe des Apfels und seine Farbe werden von äußeren Faktoren wie Unterlage, Boden oder Klima beeinflußt.

Nach ihrer Form werden sie in runde, zugespitzte, platte, gerippte, ungerippte, tief- oder flach-genabelte und schließlich nach der Farbe und Schalenbeschaffenheit in rote, gelbe, gefleckte, marmorierte, beziehungsweise in glatte, glänzende, rauhe und fettige Äpfel eingeteilt.

Wir unterscheiden Früh- bzw. Sommersorten (Erntezeit Juli–August) wie Klarapfel, James Grieve, Jamba, Gravensteiner, Vistabella u. a.; dann Herbstsorten (Erntezeit September) wie Goldparmäne, Cox Orange, Elstar, Ingrid Marie u. a. und Wintersorten (Erntezeit Oktober –November) wie Berlepsch, Boskoop, Golden Delicious, Glockenapfel, Gloster u. a.

Während Sommer- und Herbstäpfel nach der Ernte bereits genußreif sind, brauchen die späteren Apfelsorten zur Aromabildung nach der Ernte eine gewisse Zeit der Nachreifung. Diese Sorten eignen sich am besten für eine Lagerung.

Bei den Äpfeln unterscheidet man also zwischen einer Ernte- bzw. Pflückreife und der Genußreife. Zu früh geerntete Äpfel, sozusagen unterentwickelte Früchte, enthalten kaum Vitamin-C. Dies trifft auch zum Teil für Importäpfel zu, deshalb sind einheimische Sorten dem Importobst vorzuziehen. Vom richtigen Erntezeitpunkt hängt nicht nur die Haltbarkeit, sondern auch der gute und sortentypische Geschmack ab.

Verhalten von Qualitätsmerkmalen unter verschiedenen Lagerbedingungen

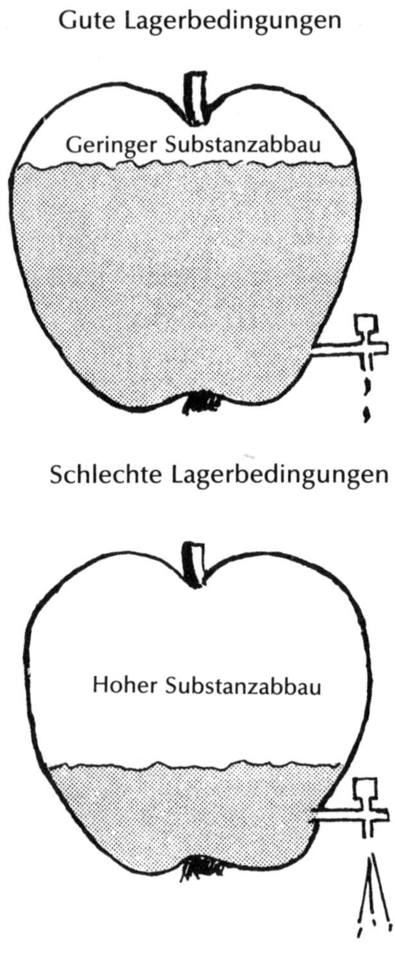

Quelle: Obst und Garten 12/91

Tips zur Lagerung

Da sich Äpfel aufgrund innerer und äußerer Einflüsse verändern, stellen sie an das Lagerklima und die Lagerhaltung ganz bestimmte Forderungen. Werden diese nicht erfüllt, treten Lagerschäden auf.

In der Vermarktung hat man durch technische Möglichkeiten eine sogenannte CA-Lagerung (CA = Controlled Atmosphere = regulierte Zusammensetzung der Luft) geschaffen, die eine ideale Kühltemperatur, eine Herabsetzung des Sauerstoffs der Lagerluft und gleichzeitig eine Anreicherung mit Kohlendioxid oder Stickstoff vorsieht. Durch diese zusammengesetzte Atmosphäre werden Alterung und Abbau der Früchte verzögert.

Für die Apfellagerung im Haushalt eignen sich am besten feuchte und kalte Keller. Am günstigsten sind Naturkeller oder Keller mit Lehmböden. Keller mit Estrichen oder Betonböden sind weniger geeignet. Wer jedoch den Boden öfters ansprüht, wird auch hier gute Erfolge haben. In zentralgeheizten Häusern werden die Äpfel allerdings schrumpelig.

Der Lagerraum selbst soll möglichst dunkel gehalten werden. Die Temperatur sollte auf keinen Fall zu hoch sein. Sie kann etwa 2–8 Grad C betragen, eine relative Luftfeuchtigkeit von etwa 90 Prozent und eine ausreichende Luftbewegung haben, also gut belüftet sein. Wenn man in kühleren Nächten das Fenster offen läßt, muß man dafür sorgen, daß nicht Mäuse und andere Tiere, die die Äpfel lieben, eindringen können.

Die Wintersorten der Äpfel, bei denen die Ernte in die Monate Oktober–November fällt, sind bedeutend länger lagerfähig als die Äpfel der Sommer- und Herbstsorten.

Sorten wie der Klarapfel halten 2 Wochen, James Grieve 4–6 Wochen, Gravensteiner 4–8 Wochen, Goldparmäne 6–10 Wochen, Cox Orange 8–12 Wochen, Holsteiner Cox 8–14 Wochen, Berlepsch 12–20 Wochen, Jonathan 10–20 Wochen, Boskoop 12–20 Wochen usw.

Die Früchte zum Einlagern sollen gesund, reif, unbeschädigt, also frei von Druckstellen und trocken sein. Fallobst und Früchte mit Druckstellen eignen sich nicht für die Lagerung. Sehr günstig ist es, die Früchte auf einem Holzregal übersichtlich so zu lagern, daß sie sich gegenseitig nicht berühren. Angefaulte Früchte sollten laufend entfernt werden.

Reife Äpfel geben außer Kohlendioxid (Kohlensäure) auch Ethylen (Äthylen) ab, da der Reifeprozeß am Lager fortschreitet. Dieses Ethylen beeinflußt ungünstig die Haltbarkeit anderer Früchte, insbesondere der Kartoffeln. Deshalb sollte man niemals Äpfel und Kartoffeln nebeneinander lagern. Pflanzen sollten ebenfalls nicht in die Nähe gestellt werden, da sonst die Blätter abfallen können.

Rohe Äpfel sind zum Einfrieren nicht geeignet, gekocht als Apfelmus oder in Apfelstückchen sind sie im Tiefkühlschrank ein Jahr haltbar.

Durch eine sachgemäße Lagerung soll vor allem die Qualität und die Frische der Äpfel erhalten und der Abbau der Inhaltsstoffe weitgehendst verlangsamt werden.

Äpfel, die aus einem kalten Lagerraum kommen, müssen an einem warmen Ort erst einige Zeit liegen, bevor sie gegessen werden! Dies wird im allgemeinen zu wenig beachtet. Die Äpfel müssen immer langsam und sorgfältig gekaut werden. Je feiner der Apfel gekaut wird, desto leichter ist er verdaulich.

Die Apfelküche

Die Apfelküche ist ausgesprochen vielseitig. Der Apfel ist nicht nur roh, sondern auch gekocht, gebacken oder eingemacht ein überaus gesundes Obst und ist als Heilmittel anzusprechen. Äpfel können also auch getrocknet verwendet werden, auch als Bratäpfel, als Apfelkompott oder Apfelmus, als Kuchenbelag, als flüssiges Obst im Apfelsaft und Apfelwein, als Apfelgelee, als Apfelkraut und als Apfeltee.

Gedörrte Äpfel

Apfelringe oder Apfelstücke werden bei etwa 70–90 Grad C getrocknet, bis sie einen Endwassergehalt von nur noch 10–14 Prozent aufweisen. Der Wassergehalt der frischen Äpfel liegt bei 85 Prozent. Einfach und energiesparend ist auch das Trocknen an der Luft, wo keine hohe Luftfeuchtigkeit besteht. Entweder werden die Äpfel auf große Siebe oder Roste, die mit einem sauberen Tuch bespannt werden, ausgebreitet oder auf Bindfäden aufgefädelt und auf dem Dachboden oder einem ähnlichen Raum aufgehängt. Sie sollten aber mit einem Mulltuch abgedeckt werden, damit nicht Insekten daran herumknabbern. Getrocknete Äpfel sind recht nahrhaft und eignen sich als Beikost zu Grütze, Graupen, Reis, Hirse usw.

Bratäpfel

Bratäpfel erfreuen sich größter Beliebtheit durch ihre vielfältigen Geschmacks- und Duftstoffe. Sie können ganz einfach, aber auch als kulinarische Köstlichkeiten zubereitet werden.

Pro Person nimmt man einen Apfel mit nicht allzufester Schale, dazu eignen sich besonders Boskoop, Jonathan und Cox-Orange. Mit einem Messer oder Apfelausstecher wird das Kerngehäuse der Äpfel ausgestochen. Rosinen oder Trockenpflaumen werden klein geschnitten, mit gemahlenen Nüssen oder gehackten Mandeln und Honig gemischt, eventuell mit Zitronensaft abgeschmeckt und die Äpfel damit gefüllt. Dann werden sie im vorgeheizten Backofen bei 220 Grad C ca. 15–20 Minuten in einer ausgefetteten flachen Form gebacken. Man kann sie nach ca. 10 Minuten mit flüssiger Butter bestreichen. Bratäpfel eignen sich bestens zur Regulierung einer gestörten Verdauungstätigkeit und sind besonders älteren Menschen und Kindern zu empfehlen.

Apfelkraut

Dies ist eine Spezialität aus dem Rheinland. Reife, ungeschälte Äpfel werden zerkleinert, gekocht und gepreßt. Der anfallende Saft wird bei milden Temperaturen eingedickt. Durch die im Apfel reichlich vorhandenen Pektine bildet sich eine Art Gelee. Es enthält keinen künstlichen Zucker und kann als Brotaufstrich, zu Getreide-, zu Milchspeisen und zu Gebäck genossen werden. Das Apfelkraut ist reich an Mineralstoffen.

Apfelmus

Die Äpfel werden geschält und in Stücke geschnitten. Mit etwas Wasser gedünstet und ab und zu umgerührt. Man kann auch ein Stück Ingwer (etwa 2 cm groß) schälen und klein würfeln; nach 5 Minuten Kochzeit zu den Äpfeln geben und mitkochen. Die Äpfel sollen nicht ganz zerkocht sein; lauwarm servieren. (Man kann die weichgekochten Äpfel auch durch ein Sieb streichen und nach Belieben etwas Honig zusetzen.)

Apfelsaft

Es ist ein goldgelber, unvergorener alkoholfreier Saft, welcher aus reifen und sauberen Äpfeln guter Sorten gewonnen wird. Dieses »flüssige Obst« ist nicht nur ein erfrischender und belebender Durstlöscher, sondern zugleich auch ein Mineral- und Vitaminlieferant. Für etwa 1 Liter Apfelsaft werden 3 Pfund Äpfel benötigt. Obstsäfte aus deutschen Landen dürfen grundsätzlich keine chemischen Konservierungsmittel und Farbstoffe enthalten. Der Saft wird pasteurisiert, also kurze Zeit auf 80 Grad C erhitzt. Auf diese Weise wird die sonst unmittelbar einsetzende Gärung verhindert. Der Apfelsaft ist von vorzüglicher Heilkraft bei Krankheiten des lymphatischen Gefäß-, Drüsen- und Pfortadersystems, bei Blutarmut, Rheumaleiden, Leberleiden, Verstopfung, Hautausschlägen, Nieren- und Blasenkrankheiten, bei Neuralgien und Nervosität.

Apfelschorle

Es ist eine geeignete Mischung aus Apfelsaft und Mineralwasser. Besonders Freizeitsportler können ihren Wasser- und Mineralstoffverlust damit einwandfrei dekken und ihre Leistungsfähigkeit aufrechterhalten. Apfelschorle ist ein ausgezeichneter Durstlöscher.

Apfelwein

Die frisch gewaschenen Äpfel werden zunächst zu »Maische« gemahlen und dann gepreßt. Der aus der Kelter laufende frische Saft, auch als Süßmost bezeichnet, der noch keinen Alkohol aufweist, wird »Süßer« genannt. Im natürlichen Gärungsprozeß, der ca. 4–6 Wochen dauert, entstehen aus dem Fruchtzucker ca. 5,5 Vol. Prozent Alkohol und Kohlensäure. Nach der Hauptgärung wird der Apfelwein von der Hefe abgezogen und in andere Fässer umgefüllt. Es folgt nun ein Reifeprozeß, der erst im Dezember beendet ist und der dem Apfelwein seinen speziellen Geschmack verleiht. Auch hier gilt, daß er nicht eiskalt getrunken werden sollte. Bei der Umwandlung von Süßmost in Apfelwein gehen zwei Drittel des Basenüberschusses der Äpfel verloren. Aber durch seine natürliche Kombination von Säuren und wichtigen Mineralstoffen ist er trotzdem besonders wertvoll.

Apfelessig

In der Regel gibt es den biologisch hergestellten Apfelessig in Naturkostläden oder Reformhäusern. Es sollte aber ein Apfelessig sein, der aus ganzen Äpfeln und nicht nur aus Kerngehäusen und Schalen hergestellt worden ist, da sich auch im Fruchtfleisch die medizinisch wertvollen Stoffe finden. Nur ein hochwertiger Apfelessig sollte verwendet werden.

Man kann Apfelessig auch selber herstellen. Frisch gepreßter Apfelsaft bleibt in Flaschen solange unverschlossen stehen – mit einem Tuch über der offenen Flasche –, bis er zu Apfelwein vergoren und Bakterien ihn in Essig verwandelt haben. Er sollte im Keller aufbewahrt und regelmäßig kontrolliert werden, damit sich kein Schimmelpilz ansiedelt.

Auch der Apfelessig enthält alle dem Apfel eigenen Mineralien. Er kann den Stoffwechsel günstig beeinflussen, denn alle heilkräftigen Eigenschaften des Apfels sind in den Essig übergegangen. Die einzige Veränderung ist die Umwandlung des Fruchtzuckers in Essigsäure.

Man kann entweder jeden Morgen nach dem Aufstehen, zwischen oder während der Mahlzeiten, einen sehr verdünnten Apfelessig trinken – 2 Teelöffel Apfelessig in einem Glas Wasser. Dies verringert den Appetit und fördert die Verdauung. Man kann auch mit Apfelessig gurgeln (1 Teelöffel auf ein Glas Wasser). Bei Entzündungen der Nasenschleimhaut und Nasenverstopfung kann das Einatmen von Apfelessigdampf Erleichterung verschaffen und Bakterien abtöten. Auch bei Migräne sollen Apfelessigdämpfe Erleichterung verschaffen. Über das Apfelessigbad bei Hautausschlägen habe ich schon berichtet.

Ein Apfelessig-Honigwasser (2 Teelöffel Apfelessig und 2 Teelöffel Honig, gelöst in einem Glas Wasser) kann bei Einschlafschwierigkeiten Abhilfe schaffen. Der Honig erhöht die Wirksamkeit des Apfelessigs und fördert dessen Aufnahme durch den Organismus. Honig wird ebenfalls als Medizin betrachtet.

Der bekannte Naturarzt Dr. D. C. Jarvis empfahl, diese Mischung, die von ihm als Vermonter Heiltrank bezeichnet wurde, mehrmals täglich zu trinken, da die Säure die Körperflüssigkeit verdünnt und in Fluß hält. Das Blut wird von eiweißhaltiger Kost dicker, von Essig dünner. Das dünnere Blut kreist schneller und leichter durch die Kapillaren. Außerdem zieht Honig Wasser magnetisch an, entzieht dem Blut überschüssige Flüssigkeit und senkt den Blutdruck. Dies rührt vom Kalium her, das der Honig enthält. Er hilft auch Keime zu zerstören, die für den Körper schädlich sind.

Gewiß ist nicht jede Empfehlung für jeden Menschen geeignet. Jeder sollte nach seinen Bedürfnissen und Empfindungen entscheiden. Wem der Apfelessig nicht zusagt, der kann auch die 2 Teelöffel Honig in einem Glas Apfelsaft trinken.

Apfeltee

Der Apfeltee wirkt sich günstig aus bei Erkältungsleiden wie Hals- und Bronchialkatarrh, Husten usw. Aber auch für abgespannte, müde Menschen wirkt er anregend. Zum Apfeltee wird der ganze Apfel mit Schale und Kernhaus verwendet. Man zerschneidet alles fein, übergießt es mit kochendem Wasser und läßt die Masse etwa 1–2 Stunden an einem warmen Ort ziehen. Dann wird die abgegossene Flüssigkeit mit Honigzusatz getrunken. 3–4 Äpfel reichen für 1 Liter Apfeltee. Je nach Geschmack kann er auch noch mit Zitronensaft verbessert werden.

Reiner Apfelschalentee, mit Honig gesüßt, dient als nervenberuhigendes Getränk. Ungesüßt wird er Übergewichtigen empfohlen. Apfelschalentee kann gekauft oder selbst, wie folgt, hergestellt werden: Gesunde Schalen und Kerngehäuse fein schneiden und im Bratofen dörren. 5–6 Eßlöffel der gedörrten Mischung mit 1 Liter Wasser übergießen und etwas ziehen lassen.

Sinnvolle Apfelrezepte

Da der weiße Zucker als isoliertes Kohlenhydrat frei von Vitaminen und Mineralstoffen ist und sich im Körper bei der Verdauung sogar als Vitaminräuber erweist, ist in den folgenden Apfelrezepten nur der Vollrohrzucker angegeben. Er enthält noch Vitamine und Mineralstoffe und wird ohne Raffination aus dem frischen Pflanzensaft gewonnen. Je nach Geschmack und Zusammensetzung des Rezepts kann an Stelle von Vollrohrzucker natürlich auch Honig oder Ahornsirup verwendet werden.

Apfelrohkost (2 Personen)

2 Äpfel, geschält oder ungeschält, reiben oder in kleine Stücke schneiden und mit 1 Glas Joghurt, 1 Teelöffel Honig und 3 Eßlöffeln kernigen Haferflocken verrühren. 3 Eßlöffel Haferflocken darüber streuen.

Apfelrohkost mit Rote-Bete

4 Äpfel und 1 Rote-Bete-Knolle werden gerieben und gut vermengt. Diese Rohkost ist sehr saftig und gesund. Man kann noch etwas Rosinen und Sahne beigeben.

Apfel-Vitalstoff-Müsli

Ein größerer Apfel wird gewaschen und auf der Raffel gerieben. Drei Teelöffel Hirseflocken in Rohkostqualität, 2 Teelöffel Haferkleie mit Keim, 1/2 Teelöffel Leinsamen, 1 Teelöffel geriebene Haselnüsse oder Mandeln werden unter den Apfel gemengt und gut vermischt.

Nach Belieben kann das Müsli mit Rosinen versüßt werden. Dieses Müsli kann auch als Vorspeise dienen. Durch seinen hohen Kieselsäuregehalt ist es für Arthrosekranke sehr geeignet.

Apfelsalat delikat

3 mittelgroße mild-säuerliche Äpfel, Saft einer Zitrone, 250 g Möhren, 1 kleine, junge Sellerieknolle, 50 g Walnußkerne. Marinade: 1 Glas Joghurt, 1 Eigelb, 1 Eßlöffel geriebener Meerrettich, 1 Teelöffel Senf, Vollrohrzukker, Salz, weißer Pfeffer. Petersilie und Walnußkerne zum Garnieren.
Äpfel schälen, in Streifen in eine Schüssel raffeln und sofort mit dem Zitronensaft mischen. Möhren und Sellerieknolle schälen und in die Schüssel raffeln. Walnußkerne grob hacken und unterheben. Joghurt mit dem Eigelb schaumig schlagen, mit Meerrettich, Senf, Vollrohrzucker, Salz und Pfeffer zur Marinade rühren. Mit den Salatzutaten mischen; 10 Minuten durchziehen lassen, abschmecken, anrichten, mit Petersilie und Walnußkernen garnieren.

Karotten-Apfel-Salat (2 Personen)

150 g Karotten, 1 Apfel (200 g), Saft von einer halben Zitrone, 2 Eßlöffel kaltgepreßtes Distel- oder Sonnenblumenöl, 1 Teelöffel Früchtedicksaft, 1 Prise Meersalz, 1 Stück geriebene Ingwerwurzel.
Gewaschene Karotten und Apfel grob raffeln. Sofort mit Zitronensaft, Öl, Früchtedicksaft und Ingwer mischen. Mit Salz abschmecken.

Apfel-Rote-Bete-Salat

500 g Rote-Bete, 100 g (saure Äpfel), 3–4 Eßlöffel kaltgepreßtes Distel- oder Sonnenblumenöl, 1–2 Teelöffel Ap-

felessig, 1 Teelöffel geriebener Meerrettich, 1 Teelöffel Honig, Meersalz, Pfeffer, Ysop.
Die rohe Rote-Bete fein raspeln. Die Salatsoße anrühren und über die Rote-Bete gießen, untermischen, durchziehen lassen. Vor dem Servieren die Äpfel würfeln und daruntermischen.

Rettich-Apfel-Salat

1 großer weißer Rettich (300 g), 2 mittelgroße, süßsäuerliche Äpfel, 1 Eßlöffel Zitronensaft, 50 g Walnußkerne. Marinade: 1/8 Liter Schlagsahne, 1 Teelöffel Senf, 2 Teelöffel geriebener Meerrettich, 2 Eßlöffel Zitronensaft, Salz, weißer Pfeffer, Petersilie zum Garnieren.

Rettich schälen und in dünne Scheiben schneiden. Äpfel waschen, abtrocknen, vierteln, entkernen und in kurze Scheibchen schneiden. Sofort mit Zitronensaft beträufeln. Grob zerkleinerte Walnußkerne unterheben. Schlagsahne mit Senf, Meerrettich und Zitronensaft verrühren. Mit Salz und Pfeffer abschmecken. Salatzutaten unterheben, 10 Minuten durchziehen lassen, abschmecken, anrichten, mit Petersilie garnieren.

Frühlingssalat

150 g Frühlingszwiebeln mit Grün, 150 g junge Möhren, 3 mittelgroße, feinsäuerliche Äpfel, 1 Eßlöffel Zitronensaft. Marinade: 2–3 Eßlöffel Apfelessig, 1 Teelöffel Senf, Salz, Vollrohrzucker, weißer Pfeffer, 2 Eßlöffel Schnittlauchröllchen, 4 Eßlöffel kaltgepreßtes Distel- oder Sonnenblumenöl.
Frühlingszwiebeln waschen, wenn nötig putzen, in feine Ringe schneiden; auch das Grün. Möhren putzen und in kurze Streifen raspeln. Äpfel waschen, abtrocknen, vierteln, entkernen, in kurze Scheiben schneiden und sofort mit Zitronensaft beträufeln. Marinade aus

Apfelessig, Senf, Salz, Vollrohrzucker und Pfeffer anrühren. Schnittlauchröllchen und die vorbereiteten Salatzutaten unterheben; dabei das kaltgepreßte Distel- oder Sonnenblumenöl zugießen.

Vielfarben-Salat

Grüner oder Eisbergsalat, Rote-Bete, Fenchelknolle, Zwiebeln, Apfel, Gemüse der Saison, kaltgepreßtes Distel- oder Sonnenblumenöl, Apfelessig, Hefeflocken, Petersilie und Salz.

Salat in feine Streifen schneiden, Rote-Bete in dünne Streifen schneiden, Fenchelknolle kleinschneiden, Zwiebel hacken, Apfel kleinschneiden, weiteres Gemüse nach Wunsch kleinschneiden. Alles vermischen und mit der Soße aus kaltgepreßtem Distel- oder Sonnenblumenöl, Apfelessig, Hefeflocken, gehackter Petersilie und Salz durchziehen lassen.

Apfel-Wein-Suppe

4 mittelgroße, saftige, mildsäuerliche Äpfel, 75 g Vollrohrzucker, 1 Stück Zimtstange, 1 Zitrone, 2 Teelöffel Speisestärke, 1 Eigelb, 1/4 Liter Weiß- oder Apfelwein, Suppenmakronen.

Äpfel schälen, achteln und entkernen. 1/2 Liter Wasser mit dem Vollrohrzucker, der Zimtstange, und der abgeriebenen Zitrone aufkochen. Apfelspalten darin gut 5 Minuten sanft kochen. Aus dem Topf heben. Speisestärke mit etwas Wasser anrühren. Das Eigelb darin verquirlen. Unter Rühren in die heiße Suppe geben und aufkochen. Saft der Zitrone und den Wein zugießen und erhitzen. Die Apfelspalten einlegen, Suppe abschmekken und mit den Suppenmakronen anrichten.

Apfelsoße

Man schält 4 säuerliche Äpfel, schneidet sie in Scheiben und kocht sie mit etwas dünn geschälter Zitronenschale in ½ Liter Wasser weich. Dann streicht man sie durch ein Sieb, kocht die Soße nochmals auf und bindet sie mit 15 g Mondamin oder Kartoffelmehl, das in kaltem Wasser aufgelöst wird. Man vollendet die Soße noch mit 30 g Butter und einigen Körnchen Salz und süßt nach Geschmack. Ist die Soße zu dick, so kann man mit Apfelwein oder Wasser verdünnen. Man kann auch ausgequollene Korinthen und Streifen von süßen Mandeln in die Soße geben.

Apfelgemüse (4 Personen)

3 große Boskoop, 1 große Gemüsezwiebel, 20 g Butter oder ungehärtete Pflanzenmargarine, 100 g süße Sahne, je eine Prise Salz, Pfeffer, süßer Paprika, Thymian oder Majoran.

Die Gemüsezwiebel in grobe Würfel schneiden und andünsten. Die Äpfel waschen, das Gehäuse entfernen und mit der Schale ebenfalls grob würfeln. Sobald die Zwiebeln eine goldgelbe Färbung zeigen, die Äpfel dazugeben, untermengen und drei bis fünf Minuten bei mäßiger Hitze ziehen lassen. Die Äpfel dürfen nicht verschmoren. Mit Salz, Pfeffer, süßem Paprika und wahlweise Thymian oder Majoran würzen, mit Sahne ablöschen.

Fritierte Apfelknödel (4 Personen)

1 kg Äpfel, 250 g Haselnüsse (gemahlen), 50 g Rosinen, 250 g Löffelbiskuit, ½ Zitrone, 1 Prise Zimt, 1 Prise gem. Nelke, 2 Gläser Rum, 3 Eier, 1 Eßlöffel Vollrohrzucker.

Die Äpfel schälen – das Gehäuse entfernen – und in feine Würfel schneiden. Die Haselnüsse anrösten und mit den Äpfeln, den Rosinen, dem Saft der halben Zitrone sowie dem zerbröselten Löffelbiskuit mischen. Mit Zimt und gemahlenen Nelken würzen. Die lockere Masse mit den Eiern binden, Rum zugeben; gut mischen, Knödel formen und in erhitzem Fett ausbacken.

Gratinierte Apfelscheiben (2 Personen)

2 große, säuerliche Äpfel, 20 g Butter oder ungehärtete Pflanzenmargarine, 2 Teelöffel Ahornsirup, 1 Prise Meersalz, Pfeffer, Zimt, 4 Eßlöffel Apfelsaft, 100 g Creme fraiche.

Aus den Äpfeln das Kernhaus herausstechen, die Äpfel schälen und in dicke Scheiben schneiden. Butter oder Pflanzenmargarine in einer flachen Kasserolle zerlassen. Apfelscheiben und Apfelsaft dazugeben und zugedeckt fünf Minuten dünsten. Danach Apfelscheiben mit Ahornsirup beträufeln und mit Salz, Pfeffer und Zimt würzen. Apfelscheiben auf eine feuerfeste Platte legen, mit Creme fraiche bestreichen und mit Oberhitze überbacken.

Apfel-Tofu-Ragout in Rote-Bete

1 Apfel, 200 g Tofu, 2 Frühlingszwiebeln, 100 ml Sahne, Nelken, Muskat, Salz, Pfeffer, Kümmel, 4 mittelgroße Rote-Bete.

Apfel entkernen und mit dem Tofu in kleine Würfel schneiden; Apfel- und Tofuwürfel mit den kleingeschnittenen Zwiebeln in einer Pfanne anrösten und mit 100 ml Sahne auffüllen. Mit Nelken, Muskat, Salz und Pfeffer abschmecken. Rote-Bete aushöhlen (nicht schälen) und ca. 10 Min. mit etwas Kümmel dämpfen. Vor dem Servieren das Tofu-Ragout in die ausgehöhlte Rote-Bete füllen.

Bayerische Apfelküchle (4 Personen)

1/4 Liter Milch, 1 Ei, 1 geh. Eßlöffel Vollrohrzucker, etwas Vanillin kräftig verquirlen, *150 g Mehl, 1/2 Päckchen Backpulver, 100 g Haferflocken,* gut vermischt, nach und nach unter die Flüssigkeit ziehen. *4 große, säuerliche Äpfel* schälen, Kerngehäuse ausstechen und in 1 1/2 cm dicke Scheiben schneiden. Einzeln im Teig umwenden und in 70 g Pflanzenfett oder 7 Eßlöffel kaltgepreßtem Distel- oder Sonnenblumenöl goldbraun backen.

Avocado-Apfel-Sandwich (2 Personen)

2 Scheiben Vollkornbrot, 10 g Butter oder ungehärtete Pflanzenmargarine, 1 Avocado, 1 Apfel, Zitronensaft, 1 Eßlöffel Apfeldicksaft, 1 Portion Gartenkresse oder andere Sprossen, 1 Eßlöffel Sesamsamen.

Avocado schälen, halbieren, Stein entfernen. Apfel vorbereiten, Kerngehäuse entfernen und mit der Avocado in dünne Spalten schneiden. Brotscheiben mit Butter oder Pflanzenmargarine bestreichen und mit Avocado-Apfelspalten und Apfeldicksaft beträufeln. Kresse oder andere gekeimte Sprossen darüberstreuen. Sesam in der Pfanne ohne Fett hellbraun rösten und zum Schluß auf den belegten Broten verteilen.

Apfelauflauf

1 kg Äpfel schälen und entkernen, in feine Scheiben schneiden, 100–150 g Rosinen, 100 g geriebene Nüsse, 1 Messerspitze Brechts Delifrut, 1 Päckchen Bourbon-Vanille, Schale einer halben Zitrone (unbehandelt), 3/4 Liter Milch, 1/4 Liter Sahne, 4 Eier, 250 g Quark, 10–12 Zwiebäcke.

In eine gut gefettete Auflaufform einen Teil des Zwiebacks zerbröckeln und soviel in die Auflaufform geben, daß der Boden gut bedeckt ist. Dann die Hälfte der Äpfel

und Rosinen darauf verteilen, die Hälfte der Nüsse darüberstreuen und wieder etwas Zwieback und die restlichen Äpfel und Rosinen und Nüsse einschichten. Dann die Milch mit den Eiern, der Sahne, dem Quark, dem Honig und den Gewürzen gut durchschlagen und darübergießen. Den restlichen Zwieback in die Eiermilch tauchen, darüber legen und 1½ Stunden im Ofen backen. Wenn der Auflauf oben schön goldbraun ist, mit einem Pergamentpapier abdecken, damit er nicht dunkel wird, die Äpfel aber gut durchgaren.
Man kann die Äpfel in einer gut verschließbaren Pfanne vorgaren, dann ist der Auflauf in der Hälfte der Zeit fertig.

Apfelauflauf mit Haferflocken (4 Personen)

200 g Haferflocken, 400 g Milch (20 Eßl.) mischen, zum Quellen 15 Minuten warm stellen (z. B. im Backofen während des Anheizens).
1 kg Äpfel gründlich waschen und grob reiben, 1 Zitrone (Saft und unbehandelte Schale) untermischen. 3 Eßlöffel Vollrohrzucker mit 3 Eigelb schaumig rühren, Obst und Flockenmischung einrühren, zum Würzen etwas Salz sowie 3 Eischnee unterziehen. Mit 70 g Butter oder ungehärteter Pflanzenmargarine die Form ausstreichen – die Masse einfüllen – und mit Fettflöckchen belegen. 30–40 Minuten – je nach Wärmequelle – backen.

Apfelschmarren

Für den Apfelschmarren *6 Eier, ¼ Teelöffel Salz, 1 Teelöffel Vollrohrzucker, abgeriebene Schale einer unbehandelten Zitrone und ¼ l Milch* gut verrühren. Nach und nach in *250 g gesiebtes Mehl* einrühren. Den so entstandenen Teig 20 Minuten quellen lassen. *500 g Äpfel* schälen, vierteln, entkernen und in zarte Scheibchen schneiden. Unter den Teig heben. Daraus in jeweils

1 Eßlöffel Butter Eierkuchen auf beiden Seiten goldgelb backen. Mit zwei Gabeln in Stückchen reißen. Noch etwas Butter und 1 Teelöffel Vollrohrzucker zugeben. Stücke unter ständigem Wenden goldbraun und knusprig backen. Dazu kann Weincreme gereicht werden.

Apfel-Dinkel-Quark

1 Tasse Dinkel, 2½ Tassen Apfelsaft, 250 g Quark, Honig, Sahne, Vanille, Rosinen, gemahlene Nüsse, Datteln, 2 Äpfel.

Dinkel in Apfelsaft über Nacht einweichen, aufkochen und 60 Minuten quellen lassen. Quark würzen und sahnig rühren, Äpfel raffeln und alles vermischen.

Apfelreis

250 g Reis, 1 Liter Milch, 1 Prise Salz, 50 g Butter, 50 g Vollrohrzucker, Zitronenschale (unbehandelt), 750 g Äpfel, 80 g Vollrohrzucker, ⅛ Liter Wasser, Zimt.

Der unpolierte, gewaschene Reis wird mit der Milch und der Butter weichgekocht und kalt gestellt. Die geschälten Äpfel werden in feine Scheibchen geschnitten, mit Wasser, dann Vollrohrzucker und Zimt weichgekocht (müssen ganz bleiben). Unter den Reis gibt man Vollrohrzucker, Zitrone, nach Belieben 2 Eßlöffel Rum. In eine bestrichene Auflaufform gibt man lagenweise Reis und Äpfel, als oberste Lage Reis. Obenauf streut man wenig Weckmehl und einige Butterstückchen, nach Belieben auch geschälte, geschnittene Mandeln und stellt die Form ½–¾ Std. in den Backofen.

Apfelbrot (Menge der Zutaten nach Belieben)

Altes Vollkornbrot, Apfel, Ahornsirup, Butter, Zimt, Zitronensaft.

Harte Brotscheiben mit Butter bestreichen, in eine gefettete Auflaufform legen, mit Apfelscheiben belegen, mit Zitronensaft, Zimt und Ahornsirup beträufeln, mit einer Schicht Brot bedecken und alles wiederholen, bis die Form voll ist. Butterflöckchen oben drauf setzen und im Backofen bei 200 Grad 45 Minuten backen.

Zwiebel-Apfelkuchen

750 g Gemüsezwiebeln, 3 Eßlöffel kaltgepreßtes Distel- oder Sonnenblumenöl, 1/2 Tasse Wasser, 1 Prise Meersalz, Pfeffer, 250 g Vollkornmehl, 1/2 Päckchen Trockenhefe, 1 Teelöffel Honig, 1/8 Liter Frischmilch (lauwarm), 4 Eßlöffel kaltgepreßtes Distel- oder Sonnenblumenöl, 500 g säuerliche Äpfel, Saft einer halben Zitrone, 50 g Butter oder ungehärtete Pflanzenmargarine.

Zwiebeln in dünne Scheiben schneiden und in 3 Eßlöffel Öl glasig dünsten. Etwas Flüssigkeit zugießen und zugedeckt garen. Mit Salz und Pfeffer würzen. Hefe und Honig, Mehl und lauwarme Milch verrühren. Teig an einem warmen Platz gehen lassen, bis sich das Volumen verdoppelt hat. Nochmals kurz durchkneten, ausrollen und eine Backform damit auslegen. Die Zwiebeln auf dem Teigboden verteilen. Äpfel in dünne Scheiben schneiden, mit Zitronensaft beträufeln und auf die Zwiebeln legen. Die geschmolzene Butter oder Margarine über den Belag gießen. Im vorgeheizten Backofen bei 200 Grad auf der untersten Einschubleiste 45 Minuten backen.

Apfelkuchen

150 g Butter oder Pflanzen-Margarine, 100 g Vollrohrzukker, 2 Eier zusammen schaumig rühren. *200 g Mehl, 100 g Haferflocken, 1/2 Päckchen Backpulver* miteinander vermischen, mit *1/4 Liter Milch, 1 Zitrone (Saft und unbehandelte Schale), 2 Eßlöffel Rum* zur Schaummasse rühren. Der Teig muß dickflüssig sein. In eine gut gefettete Springform füllen. *750 g Äpfel* schälen, halbieren, entkernen, außen einkerben und auf den Teig legen. Backzeit 65 Minuten bei Mittelhitze.

Gedeckter Apfel-Haselnuß-Kuchen

250 g Mehl, 1 Ei, 1 Prise Salz, 100 g Vollrohrzucker, 125 Butter.
Füllung: 500 g herb-säuerliche Äpfel, Saft einer Zitrone, 100 g gemahlene Haselnußkerne, 5 Eßlöffel Vollrohrzukker, 1 Teelöffel Zimt.
Mehl in die Rührschüssel geben. In die Mitte eine Mulde drücken. Ei, Salz, Vollrohrzucker hineingeben. Butter in Flöckchen auf dem Mehl verteilen. Einen Mürbeteig kneten und 60 Minuten im Kühlschrank ruhen lassen. Äpfel schälen, vierteln, entkernen und in dünne Scheiben schneiden. Sofort in einer Schüssel mit dem Zitronensaft mischen. Gemahlene Haselnüsse, Vollrohrzukker und Zimt untermischen. Zwei Drittel des Teigs auf ein wenig Mehl ausrollen. Eine gefettete, flache Obstkuchenform damit auskleiden. Den Teig mehrmals einstechen. Den restlichen Teig zum Deckel ausrollen. Die Füllung in die Form geben. Teigdeckel mehrmals einstechen und darauf legen. Ränder aneinander drücken. Im vorgeheizten Backofen – auf der mittleren Schiene – 40 Minuten bei 225 Grad (Gas: Stufe 4) backen.

Apfelstrudel

250 g Mehl, 2 Eßlöffel kaltgepreßtes Distel- oder Sonnenblumenöl, ½ Teelöffel Salz, knapp ⅛ Liter lauwarmes Wasser, nach Belieben 1 Ei.
Füllung: 1–1½ kg geschälte, in feine Scheiben geschnittene Äpfel, 50 g Rosinen, 100 g Vollrohrzucker, 50–100 g geriebene Mandeln oder Haselnüsse, 1 Teelöffel Zimt.
Zum Ausziehen: ½ Liter Milch, 50 g Butter und 50 g Vollrohrzucker.

Das Mehl auf das Backbrett geben, mit dem Öl, Salz, Ei, Wasser zu einem sehr weichen, geschmeidigen Teig verarbeiten, glattschlagen, mit einer warmen Schüssel bedecken, die man ab und zu neu erwärmen muß; 1/2 Stunde ruhen lassen. Auf einem bemehlten Tischtuch wellt man den Teig etwas aus, zieht ihn mit beiden Händen vorsichtig schleierdünn aus. Dann beträufelt man den Teig mit zerlassener Butter oder Sahne und gibt die mit Rosinen, Mandeln, Zucker und Zimt gemischten Äpfel darauf. Das Tuch wird an einer Seite hochgehalten, das Ganze aufgerollt und nach Belieben zu einer Schnecke geformt. Man setzt den Strudel auf ein bestrichenes Kuchenblech, gibt Butterstückchen obenauf und backt ihn etwa 3/4 Stunden. Oder: Man gibt den Strudel in eine Kasserolle, gibt die mit Butter und Vollrohrzucker aufgekochte Milch darüber und stellt ihn in den Backofen. Backzeit auch hier ca. 3/4 Stunden.

Apfeltorte

125 g Vollrohrzucker, 125 g Mehl, 125 g Haferflocken miteinander vermischen, mit *125 g Butter oder ungehärteter Pflanzen-Margarine* durchkrümeln, mit *1 Ei und etwas unbehandelter Zitronenschale* rasch durchkneten; den Teig ruhen lassen. *750 g Äpfel* schälen und schnitzeln. Den Teig ausrollen, Rand und Boden einer gefetteten Springform damit auslegen, 1–2 gehäufte Eßlöffel Haferflocken darüberstreuen, Apfelschnitzel gleichmäßig darüber verteilen.

Guß: 2 Eier mit 2 gehäuften Eßlöffel Vollrohrzucker dick schaumig schlagen, *6 gehäufte Eßlöffel Haferflocken* unterziehen und das Ganze über die Äpfel geben. Zirka 30 bis 40 Minuten backen, anfangs mit Unterhitze, zuletzt möglichst mit Oberhitze.

Apfel-Mandeltorte

Teig: 250 g Mehl, 80 g Vollrohrzucker, 1 Prise Salz, 1 Ei, 1 Teelöffel abgeriebene, unbehandelte Zitronenschale, 150 g Butter. Mehl zum Ausrollen.
Belag: 3 Eigelb, 150 g Vollrohrzucker, 1 Eßlöffel brauner Rum, 2 Eßlöffel Zitronensaft, 7 kleine, säuerliche Äpfel, 200 g gemahlene Mandeln, 3 Eiweiß, 50 g Mehl. Außerdem: 1 Eßlöffel zerlassene Butter zum Bestreichen.
Mehl in die Backschüssel füllen. In die Mitte eine Mulde drücken. Zucker, Salz, Ei und unbehandelte Zitronenschale hineingeben. Butter in Flöckchen auf dem Mehl verteilen. Von außen nach innen einen Mürbeteig kneten. 2 Stunden im Kühlschrank ruhen lassen. Teig auf dem Mehl ausrollen. Eine Springform damit auslegen. Mehrmals einstechen. Im vorgeheizten Backofen bei 225 Grad – mittlere Schiene – 15 Minuten vorbacken. Inzwischen Eigelb und Vollrohrzucker schaumig rühren. Rum und 1 Eßlöffel Zitronensaft einrühren. Einen Apfel schälen und fein geraspelt unter die Schaummasse rühren. Gemahlene Mandeln unterheben. Eiweiß zu steifem Schnee schlagen, auf die Masse geben, mit dem Mehl besieben und beides unterheben. Die Masse auf dem vorgebackenen Boden verteilen. Die restlichen Äpfel schälen, halbieren, entkernen, an den Rundungen mehrfach einschneiden. Mit dem restlichen Zitronensaft bestreichen. Rundungen nach oben leicht in die Füllmasse drücken. Mit der zerlassenen Butter bestreichen. Im vorgeheizten Backofen – mittlere Schiene – etwa 45 Minuten bei 200 Grad backen.

Apfeltaschen

Teig: 500 g Mehl, 30 g Hefe, 80 g Vollrohrzucker, 1/8 Liter lauwarme Milch, 100 g weiche Butter oder ungehärtete Pflanzenmargarine, 2 Eier, 1 Prise Salz. Füllung: 500 g mild-säuerliche Äpfel, 100 g Sultaninen, 50 g gemahlene Mandeln, 3 Eßlöffel Vollrohrzucker, Saft einer Zitrone. Mehl zum Ausrollen, 1 Eigelb zum Bestreichen, Butter zum Einfetten.

Mehl in die Rührschüssel geben, in die Mitte eine Mulde drücken. Hefe hineinbröckeln. 2 Teelöffel Vollrohrzukker darauf streuen. Mit der lauwarmen Milch zum Vorteig rühren. 15 Minuten zugedeckt aufgehen lassen. Restlicher Vollrohrzucker, Butter in Flöckchen, Eier und Salz zugeben. Hefeteig solange kneten, bis er sich trokken von der Schüssel löst. Zugedeckt noch 20 Minuten aufgehen lassen. Inzwischen die Äpfel schälen, vierteln, entkernen und würfeln. Mit Sultaninen, Mandeln, Vollrohrzucker und Zitronensaft in einer Schüssel mischen. Teig auf Mehl 1/2 cm dick ausrollen. Quadrate von 12 × 14 cm daraus ausradeln. Füllung darauf verteilen. Ränder mit verquirltem Eigelb bestreichen. Zum Dreieck zusammenklappen. Ränder zusammendrücken. Mit dem restlichen Eigelb die Taschen bestreichen. Backblech mit Butter einfetten. Apfeltaschen darauf legen,

Gedämpfte Äpfel mit Quarkcreme

4 große Äpfel waschen, die Kerngehäuse ausstechen. In wenig Weißwein und Wasser mit 2 Eßlöffel Vollrohrzucker und etwas Zimt ca. 10 Minuten dünsten. 125 g Quark mit 1 Becher Magerjoghurt (175 g) und 50 g Vollrohrzucker schaumig schlagen. Mit Zitronensaft abschmecken. Die Äpfel auf Tellern anrichten. Lauwarme Äpfel mit der Creme füllen. Man kann sie dann noch ganz leicht übergrillen. Eine andere Möglichkeit: Äpfel dünsten, mit Mandelstiften spicken, Vanillepudding mit Ei abziehen und heiß auf die Äpfel verteilen.

Äpfel im Schlafrock

1 Paket Tiefkühlblätterteig, Mehl zum Ausrollen, 1 Eiweiß, 4 mittelgroße feinsäuerliche, aromatische Äpfel, 40 g Marzipanrohmasse, 2 Eßlöffel gehackte Sultaninen, 1 Eßlöffel gemahlene Haselnußkerne, 1 Eigelb.

Blätterteig nach Packungsanweisung auftauen lassen. Scheiben übereinander legen. Auf wenig Mehl etwa 3 mm dick zum großen Quadrat ausrollen. 4 Quadrate schneiden. Mit dem Eiweiß bestreichen. Äpfel schälen, Kerngehäuse ausstechen. Marzipanrohmasse mit den gehackten Sultaninen und den gemahlenen Haselnußkernen mischen, in die Äpfel füllen und auf die Teigquadrate legen. Teig über den Äpfeln zusammenschlagen, mit verquirltem Eigelb bestreichen. Achtung, nicht die Ränder bestreichen, sonst geht der Teig nicht blättrig auf. Backblech mit kaltem Wasser abspülen. Äpfel daraufsetzen und 15 Min. ruhen lassen. Im vorgeheizten Backofen bei 225 Grad – auf der mittleren Schiene – etwa 40 Minuten backen.

Apfelringe mit Vanillesahne

6 mittelgroße saftig-erfrischende, aromatische Äpfel, 3/8 Liter herber Weißwein, 3 Eßlöffel Vollrohrzucker, Saft einer Zitrone, 1 Teelöffel Zimt, 1 Prise geriebene Muskatnuß, 1/8 Liter Schlagsahne, 1 Päckchen Bourbon-Vanille.

Äpfel waschen, abreiben, in 1 cm dicke Scheiben schneiden. Kerngehäuse mit dem Ausstecher entfernen. Weißwein, Vollrohrzucker, Zitronensaft, Zimt und Muskat im Topf aufkochen. Apfelscheiben darin etwa 5 Minuten ziehen lassen, abtropfen und abkühlen lassen. Noch 30 Minuten zugedeckt im Kühlschrank kühlen. Schlagsahne steifschlagen, Vanillinzucker unterschlagen. Zu den Apfelringen reichen.

Beschwipste Apfelgrütze

500 g geschälte, säuerliche Äpfel vierteln, entkernen und in dünne Spalten schneiden. Je *1/4 l Weißwein, Apfelsaft und Wasser mit 80 g Vollrohrzucker, aufgeschnittener halber Vanilleschote, der Schale einer unbehandelten Zitrone und 50 g Korinthen* aufkochen. Apfelspalten darin 10 Minuten dünsten. Vanilleschote und Zitronenschale entfernen. *60 g Speisestärke* in Wasser anrühren, Flüssigkeit damit binden. Grütze mit 1 Eßlöffel Zitronensaft abschmecken. In einer Schüssel auskühlen lassen. Mit leicht gesüßter, geschlagener Sahne servieren.

Rosa-Apfelbowle (15–20 Personen)

Zutaten: 2 Liter Apfelsaft, 2 Stück Zimtstange, 2 Nelken, 2 Äpfel, 1 Weinglas Weinbrand, 1 Eßlöffel heller Blütenhonig, 1 Flasche roter Sekt, ungezuckerte Erdbeeren oder Himbeeren (300 g). Wenn erhältlich, entweder Minze-, Melisse-, Apfelblätter oder Mini-Apfelzweige mit Blüten.

Zubereitung: In die Apfelsaftflaschen die Zimtstangen und die Nelken verteilen. Flaschen schließen und kalt stellen. Äpfel waschen, abreiben, vierteln, entkernen und in dünne Scheiben schneiden. Äpfel in Bowlengefäß geben, mit Weinbrand und Honig mischen und 1 Stunde ziehen lassen. Dann den Apfelsaft in die Bowle seihen (damit die Gewürze zurückbleiben) und die Beeren zugeben. Die Bowle auf einem mit Blättern verzierten Tablett, eisgekühlt, servieren.

Apfelmilch

1 frischer, reifer Apfel wird gerieben und mit 1 dl kühler Milch übergossen, dazu 1 Kaffeelöffel Vollrohrzucker. (Sie können auch einen Mixer verwenden).

Alphabetisches Verzeichnis der Apfelrezepte

Literaturverzeichnis:

Äpfel gegen Herzinfarkt: Natur & Heilen, 3/90, München

Agar/Streif: Zucker-, Säure- und Vitamin-C-Gehalt von Äpfeln, Obst und Garten, 1/1991, Eugen Ulmer Verlag, Stuttgart

AID: Äpfel, Begleitheft zur Filmserie „Zwischen Zwiebeln und Zweifel", 1989, herausgegeben vom Auswertungs- und Informationsdienst für Ernährung, Landwirtschaft und Forsten, 5300 Bonn

Backhaus, Anita: Heilen ohne Pillen und Spritzen, Verlag Hermann Bauer, 7800 Freiburg/B

Bauer, Josefine: Bauers Neues Kochbuch, Fleischhauer & Spohn, Stuttgart

*Böttcher, Helmut:*Der Mensch stirbt viel zu früh, Kiepenheuer & Witsch, 1961 Köln, Berlin

Cholesterin, Gefahr für unsere Gesundheit: Apotheken Umschau 4/92

Die Apfel-Diät: Vital 11/91

Der Apfel hat's . . . wenn die Sorte stimmt: Neuform Kurier 9/90

Dinand A.: Handbuch der Heilpflanzenkunde, F. J. Schreiber, Eßlingen, 1992

Dorner Wolfgang: Spurenelemente sind keine Lappalie, Chancen 12/88

Ebel, Gottlieb: Die Heilwirkungen der Äpfel, Besseres Leben 8/9 91

Franke/Hammer/Handt: Früchte der Erde, Urania Verlag Leipzig 1977

Gesunde Tafelfreuden: Herausgegeben von den Köllnflocken Werken, Peter Kölln, Elmshorn

Huber-Bavier/Jung, Dr.: Schlanksein beginnt mit einem Apfel, Lichtenberg Verlag, Mannheim-Zürich 1990

Klein, Kurt: Die fleischlose Küche, Vollmer & Bentlin KG, Hamburg

Kluth, Ingeborg: Kleiner Ratgeber zur gesunden Lebensführung, Eigenverlag 7145 Markgröningen

Knackiges Kulturgut: Der Spiegel Nr.41, 1985

Lange-Ernst, Maria: Gesund durch Spurenelemente, Vita Sana Magazin 6/90

Loy, Monika ND: 5×20 Jahre leben mit Apfelessig? Vita Sana Magazin 6/89

Menden, Emil, Dr.: Die Ernährung, wie funktioniert das? Meyers Lexikon Verlag, Mannheim-Zürich 1990

Messing, Norbert: Das praktische Handbuch vom Vitamin C, Verlag ganzheitliche Gesundheit, 7277 Wildberg, 1991

Petzold, Herbert: Apfelsorten, Verlag Eugen Ulmer, Stuttgart

Schoch, Karl Ludwig: Die Heilkräfte der einzelnen Nahrungsmittel, Verlag Leben und Gesundheit, Stuttgart, 1966

Silbereisen: Apfelsorten, Verlag Eugen Ulmer, Stuttgart

Streif, Josef, Dr.: Moderne Lagertechnik für Kernobst, Obst und Garten 12/1991, Eugen Ulmer Verlag, Stuttgart

Ulmer, G. A: Die besonderen Heilkräfte von Hafer und Hirse, Günter Albert Ulmer Verlag, 7201 Tuningen

Ulmer, G. A: Ernährung mit Vernunft, Günter Albert Ulmer Verlag, 7201 Tuningen

Ulmer, G. A: Zuckerkönig Glukorich, Die lebenswichtige Geschichte vom Zucker, Günter Albert Ulmer Verlag, 7201 Tuningen

Weise, Otfried, Dr.: Nahrung als Information, Raum & Zeit 48/90, Ehlers Verlag GmbH, München

Willfort, Richard: Gesundheit durch Heilkräuter, Rudolf Trauner Verlag, Linz

Im gleichen Verlag erschienen:

G. A. Ulmer
Ernährung mit Vernunft
Wer nach einer gesunden Ernährung strebt und sich darüber Klarheit verschaffen will, sollte dieses Buch lesen.
208 Seiten, 29 Abb., 100 Rezepte. ISBN 3-924191-12-3

G. Radke
Reisdiät – Gleichgewichtsdiät mit Aufbaukost
In diesem Buch der erfahrenen Ernährungstherapeutin Gertraud Radke wird die Reisdiät in allen Einzelheiten beschrieben, ebenso auch die Aufbaukost.
120 Seiten, brosch. ISBN 3-924191-43-3

G. A. Ulmer
Die besonderen Heilkräfte von Hafer und Hirse
Hafer und Hirse zeichnen sich durch ihren Reichtum an Vitaminen und Mineralien, Faserstoffen und Spurenelementen nicht nur als Vollwertnahrung, sondern auch als Heilnahrung aus. Kranke mit Schädigungen der Knorpelgelenke und Arthrose haben durch Einnahme von Hirseflocken Hilfe erfahren.
64 Seiten, 13 Grafiken, ISBN 3-924191-46-8

G. A. Ulmer
Gesund und schön durch Heilerde
Heilerde ist auch ein energetisches Mittel und ein ausgezeichnetes Kosmetikum für Haut- und Haarpflege. In diesem Buch werden die wertvollen Wirkstoffe und die vielen Anwendungsmöglichkeiten der Heilerde sowie auch neue Erkenntnisse über Stoffwechselregulierung, Stärkung des Immunsystems und Vermeidung von Allergien aufgezeigt.
80 Seiten, Format 14×21 cm, brosch. ISBN 3-924191-51-4

G. A. Ulmer
Zuckerkönig Glukorich
Die lebenswichtige Geschichte vom Zucker
In diesem Umwelt-Kinder- und Jugendbuch (ab etwa 10 Jahren) werden in einer lebendigen Geschichte die Kreisläufe der Natur und des Lebens sowie die Photosynthese erklärt. Ebenso werden der Stoffwechsel und die Verdauung, besonders die der Kohlenhydrate, besprochen. Es wird auf die Gefahr eines einseitigen Zuckerverzehrs hingewiesen und die sich daraus ergebenden Folgen auf das Gesamtbefinden des Körpers.
Dieses Buch soll besonders für die Jugend ein Beitrag zur Festigung und zur Erhaltung der Gesundheit sein.
48 Seiten, Format 22,5×17,5 cm, brosch. ISBN 3-924191-55-7

Lotz/Ulmer
Einführung in die Bau- und Wohnökologie
In diesem Buch werden die Bauökologie, ökologische Bauplanung, ökologische Baustoffe, ökologische Haustechnik und Raumausstattung sowie die Zusammenhänge der Wohnökologie verständlich dargestellt.
192 Seiten, brosch., 13 Abb., 57 Grafiken. ISBN 3-924191-20-4

Dr. Sigrid Lechner-Knecht
Kommt und erlebt die Wunderwelt des Waldes
Dieses Buch gibt einen Einblick in die Zusammenhänge der Natur und in unsere gesamte Mitwelt und ist ein Brückenschlag zur Ganzheit der Schöpfung. Im zweiten Teil des Buches sind viele interessante Waldspiele für Kinder.
256 Seiten, brosch., 58 Abb. und Grafiken. ISBN 3-924191-37-9

G. A. Ulmer
Unser Wald darf nicht sterben!
Ein Bildband mit 50 großformatigen Farbaufnahmen und 11 Grafiken. Der Bildband informiert über alle bekannten und noch wenig bekannten wichtigen Einzelheiten zum Thema »Waldsterben«.
96 Seiten, brosch. ISBN 3-924191-01-8

G. A. Ulmer
Wirksamer Vogelschutz im Garten und ums Haus
In diesem Buch werden Hinweise gegeben für Nisthilfen und für die Gestaltung eines geeigneten Lebensraumes für Vögel. Ebenso auch für die Winterfütterung. Vogelschutz ist Lebensschutz.
64 Seiten, brosch., 20 Abb. ISBN 3-924191-33-6

G. A. Ulmer
Vom wahren Sinn des Lebens
Anhand biblischer Beispiele wird in diesem Buch der Versuch unternommen, ein Modell für ein neues Denken zu zeigen, das ökumenisch und ökologisch sein muß und die Grundlage für eine Zukunft des Friedens bietet.
128 Seiten, brosch., 178 Abb. ISBN 3-924191-03-4

G. A. Ulmer
Müssen Sie als Christ Mitweltschützer sein?
Hat die Schöpfung noch eine Zukunft? In diesem Buch werden Grundlagen aufgezeigt gemeinsamer Anstrengungen mitweltbewußter Christen als Verwalter von Gottes Schöpfung.
128 Seiten, 25 Abb. brosch. ISBN 3-924191-38-7

Günter Albert Ulmer Verlag · Postfach 40 · 78609 Tuningen

Im gleichen Verlag erschienen:

G. A. Ulmer

Gib deiner Seele Schwingen und deinem Herzen neue Kraft!

Wenn wir die heutige Situation, in die wir hineingeboren wurden, betrachten, könnten wir versucht sein, alles grau in grau zu sehen. Vieles könnte uns bedrücken und belasten, könnte uns verzweifelt und mutlos machen.

Doch wir dürfen nicht nur die Seite sehen, die von außen auf uns zukommt, sondern sollten auch die andere Seite sehen, die von uns selbst ausgeht. Wir haben es persönlich in der Hand, unsere Einstellung und unser Leben grundsätzlich positiv zu verändern.

Viele Menschen haben ihre Probleme, die eigentlich nur Herausforderungen sind, durch innere Herzenskräfte und den Glauben an das Gute überwinden können.

Dieser Bildband will Anregungen geben, damit die Seele schwingen lernt und das Herz neue Kräfte findet. Lösen wir die Fesseln der Vergangenheit, entwickeln wir den Glauben, haben wir acht auf unsere Gedanken und bringen wir Sonne in unser Leben.

Wenn wir auf die Botschaft unseres Körpers hören, unseren Geist nicht mit den Sorgen für morgen beschweren, ja sagen zum Leben, dann finden wir unser wahres Selbst und entwickeln die Freude, damit der Erfolg unser Begleiter sein kann!

So können wir ein sinnvolles und glückliches Leben selbst gestalten und werden die Kraftquelle finden, die von uns ausstrahlt und die auch wieder auf uns zurückkommt.

64 Seiten, Format 22,5×17,5 cm, 15 großform. Farbbilder, geb.,
ISBN 3-924191-58-1

Günter Albert Ulmer Verlag · 78609 Tuningen